常见病
中医调治问答丛书

便秘
中医调治问答

总主编 尹国有　主编 李合国　王治英

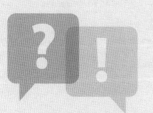

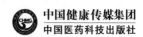

中国健康传媒集团
中国医药科技出版社

内 容 提 要

　　本书是一本中医调治便秘的科普书，以作者诊治便秘经验及患者咨询问题为基础，以便秘的中医治疗调养知识为重点，采用患者针对自己的病情提问题，医生予以解答的形式，系统地介绍了便秘的防治知识，认真细致地解答了广大便秘患者可能遇到的各种问题。本书文字通俗易懂，内容科学实用，可作为便秘患者家庭治疗和自我调养康复的常备用书，也可供临床医务人员和广大群众阅读参考。

图书在版编目（CIP）数据

　　便秘中医调治问答 / 李合国，王治英主编 . — 北京：中国医药科技出版社，2022.1
　　（常见病中医调治问答丛书）
　　ISBN 978-7-5214-1966-5

　　Ⅰ . ①便… 　Ⅱ . ①李… ②王… 　Ⅲ . ①便秘－中医治疗法－问题解答 　Ⅳ . ① R256.35-44

　　中国版本图书馆 CIP 数据核字（2020）第 155945 号

美术编辑　陈君杞
版式设计　也　在

出版　**中国健康传媒集团** | 中国医药科技出版社
地址　北京市海淀区文慧园北路甲 22 号
邮编　100082
电话　发行：010-62227427　邮购：010-62236938
网址　www.cmstp.com
规格　880 × 1230mm $^1/_{32}$
印张　8 $^1/_2$
字数　204 千字
版次　2022 年 1 月第 1 版
印次　2024 年 4 月第 2 次印刷
印刷　北京印刷集团有限责任公司
经销　全国各地新华书店
书号　ISBN 978-7-5214-1966-5
定价　**35.00 元**

获取新书信息、投稿、为图书纠错，请扫码联系我们。

丛书编委会

总主编 尹国有

编 委（按姓氏笔画排序）

王治英　王振宇　朱 磊　李 广

李合国　李洪斌　张占生　张芳芳

陈丽霞　陈玲曾　孟 毅　饶 洪

徐 颖　蒋时红　蔡小平　魏景梅

前　言

　　人最宝贵的是生命和健康，健康与疾病是全社会都非常关注的问题，健康是人们永恒的追求。返璞归真、回归自然已成为当今的时尚。中医注重疾病的整体调治、非药物治疗和日常保健，有丰富多彩的治疗调养手段，采用中医方法治疗调养疾病，以其独特的方式、显著的疗效和较少的不良反应，深受广大患者的青睐。为了普及医学知识，增强人们的自我保健意识，满足广大读者运用中医方法治疗调养常见病的需求，指导人们建立健康、文明、科学的生活方式，我们组织有关专家、教授，编写了《常见病中医调治问答丛书》。《便秘中医调治问答》是丛书分册之一。

　　便秘是人们生活中最常遇到的一个问题，是看似简单而实际上比较复杂、既使人痛苦而又令人尴尬的事情。在人的一生中，绝大多数都有过罹患便秘的病史或正被便秘所困扰。导致便秘的原因有很多，既有不合理的饮食习惯、不良的排便习惯、身体虚弱以及心理因素的作用，也有药物及其他器质性病变的影响等。便秘轻者可引起腹胀、腹痛、呕吐以及精神不振和烦躁不安等症状，严重者还会引发脑出血、心肌梗死、肠梗阻、大肠癌、痔疮等疾病，严重影响人们的健康和生活质量。什么是便秘？引发便秘的原因有哪些？中医是怎样认识便秘的？中医治疗便秘的方法有哪些？……人们对便秘的疑问实在太多了。

本书以作者诊治便秘经验及患者咨询问题为基础，以便秘的中医治疗调养知识为重点，采用患者针对自己的病情提问题，医生予以解答的形式，系统地介绍了便秘的防治知识，认真细致地解答了广大便秘患者可能遇到的各种问题。书中从正确认识便秘开始，首先简要介绍了便秘的概念、分类，便秘的发病原因、危害性，以及便秘的诊断与预防等有关便秘的基础知识，之后详细阐述了中医辨证治疗、单方验方治疗、中成药治疗，以及针灸、贴敷、拔罐、按摩、饮食调养、运动锻炼、起居调摄等中医治疗调养便秘的各种方法。

书中文字通俗易懂，内容科学实用，所选用的治疗和调养方法叙述详尽，可作为便秘患者家庭治疗和自我调养康复的常备用书，也可供临床医务人员和广大群众阅读参考。需要说明的是，引起便秘的原因是复杂多样、千变万化的，治疗调养便秘是一个系统工程，并不是单纯应用"泻药"那样简单，在应用本书介绍的治疗和调养方法治疗调养便秘时，一定要先咨询医生，切不可自作主张、生搬硬套地"对号入座"，以免引发不良事件。

在本书的编写过程中，参考了许多公开发表的著作，在此一并向有关作者表示衷心感谢。由于水平有限，书中不当之处在所难免，欢迎广大读者批评指正。

编者

2021年9月

目 录

第一章
正确认识便秘

第二章
中医治疗便秘

第三章
自我调养便秘

第一章
正确认识便秘

　　什么是便秘？怎样预防便秘？由于缺少医学知识，人们对便秘的疑问实在太多了，然而在看病时，由于时间所限，医生与患者的沟通往往并不充分，患者常常是该说的话没有说，该问的问题没有问，医生也有很多来不及解释的问题。本章讲解了什么是便秘、怎样预防便秘等基础知识，相信对正确认识便秘有所帮助。

01 正常人的粪便颜色和性状是怎样的？通常多长时间排便1次？

咨询： 我以前大便不干不稀、呈淡黄色、条状，每天1次，近来不知为什么大便不仅稀溏不成形、颜色发绿，次数也增加了。问了几位同事，都说大便的颜色、形状、次数并不固定，我还是不放心，请问<u>正常人的粪便颜色和性状是怎样的？通常多长时间排便1次？</u>

解答： 的确像您的同事所说的那样，大便的颜色、形状和次数并不固定，各人的情况不同，是有一定差异的。

由于粪便内含有肠道细菌、消化道分泌的黏液、消化道黏膜脱落的残片、膳食纤维、没有嚼碎或没有消化的食物残渣等，正常人的粪便为黄色、黄褐色或酱色，不干不稀，成条状。粪便的颜色、性状容易受食物影响，例如吃菠菜较多时粪便可带绿色，吃大量苋菜或番茄后粪便可显红色，吃含铁较多的食物、药物时可使大便颜色发黑并且变稀，吃肉类食品、奶类食品较多时大便可能发干。

健康人，无论男女老幼，大多数都是每天大便1次，粪便柔软成形，排便通畅。通常情况下，食物从口腔进入人体，经过消化吸收到形成大便并排出体外，需要24~48小时，因此正常人两次大便的间隔时间一般为1~2天，大多数人每天大便1~2次或2天大便1次。由于每个人的个体差异及生活习惯、排便习惯明显不同，造成排便间隔时间的差异，也有人每天大便 2~3 次或 2~3 天大便 1 次，只要粪便的颜色、性状正常，不干不稀，没有排便困难，都属于正常现象。

02 什么是便秘？

咨询： 刘师傅 3~5 天排便 1 次，大便干燥、排出困难，医生说是便秘。我近段时间与以前一样，每天排便 1 次，只是大便像羊粪一样坚硬难解了，医生也说是便秘。我总以为便秘是大便坚硬难解、间隔时间延长，看来不是那么回事，究竟什么是便秘？

解答： 这里首先告诉您，便秘的情况是各不一样的，您以为的大便坚硬难解、间隔时间延长，是便秘的主要表现形式。

便秘是人们生活中最常遇到的一个问题，由于各种原因致使大便次数减少、大便干结、排出困难或不尽者均可称为便秘。便秘是指由于粪便在肠内停留过久，以致大便次数减少、大便干结、排出困难或不尽。便秘是临床常见的一个症状，有时患者到医院就诊时唯一的主诉和痛苦就是大便干燥、排便费力。不分男性女性，不管年龄大小，从婴幼儿到成年人、老年人，都有可能发生便秘。便秘使人痛苦而又尴尬，在人的一生中，绝大多数都有过罹患便秘的病史或正被便秘所困扰，特别是老年人、孕妇和节食减肥者，便秘的发生率更高。

便秘通常是指以下两种情况：其一是粪便在肠道内停留时

间过长，因水分被过度吸收变成球状，像羊粪一样，过于干燥、坚硬，使排便感到困难；其二是正常排便规律被打乱，与平日相比，两次排便间隔延长并且排便时感到费力。以上两种情况可单独出现，也可以同时出现。有的便秘患者可能两次排便间隔没变，例如原来每天大便1次，现在仍然是每天大便1次，但是大便变得又干又硬，排便时要格外用力，感到非常痛苦；也有的便秘患者表现为排便间隔延长，并且因为大便干燥而感觉排便困难，例如有的患者由原来1~2天大便1次变成4~5天大便1次，粪便变成一个个的硬球，很难排出来。便秘的发生可以是暂时的，当引起便秘的原因消除后，大便就正常了。如果便秘时间长了，则易导致一系列不良反应，如出现一些其他症状、加重原有的病情，或引发其他疾病等。

03 引发便秘的原因有哪些？

咨询： 我今年56岁，患便秘已有一段时间了，每次排便都像"过关"一样，很痛苦。我知道引发便秘的原因是多种多样的，比如不良的饮食习惯、不良的排便习惯都可引起便秘。消除引起便秘的原因是治疗便秘的重要一环，请您介绍一下引发便秘的原因有哪些？

解答： 正像您所说的那样，引发便秘的原因是复杂多样的，消除这些引发便秘的原因是治疗便秘的重要一环。常见的引发便秘的原因有不良的饮食习惯、不良的排便习惯、排便动力缺乏、粪便运行受阻、神经系统疾病、肠外病变压迫等。

（1）不良的饮食习惯：是引发便秘最常见的原因之一。经常食用加工过于精细的米、面，不吃粗粮，蔬菜、水果吃得太少等，导致膳食纤维摄取不足，粪便体积减小，黏滞度增加，在肠内运动缓慢，水分过量被吸收，而形成便秘；进食量过少，肠道中不能产生足够的食物残渣刺激肠蠕动，也易出现便秘，这种情况在厌食患者、胃肠道手术后长期不能正常进食的患者中经常出现；一些青年人盲目追求纤细的身材而过分节食，造成便秘的也屡见不鲜。过食辣椒、干姜等辛辣之食物，经常喝酒等，导致胃肠积热，损伤津液，也可引起便秘；有些人不吃或很少吃油，不但猪油、牛油、羊油等动物脂肪不吃，花生油、葵花油、香油等植物油也很少吃，造成粪便过于干涩难以排出，而形成便秘；还有些人偏爱吃肉类食品、油炸食品等不易消化的食物，日积月累，也容易发生便秘。

（2）不良的排便习惯：排便属于神经反射性生理活动，所以人能通过有意识的排便动作促进粪便排出体外。如果没有养成定时排便的习惯，外出旅游、工作紧张、精神压力大等，使排便习惯受到干扰，排便反射受到抑制，忽视正常的便意，肠道不能按时接受排便信号，会使粪便在肠道停留时间过长，造成便秘。如果条件许可，需要大便时就要及时排便，不要强忍不排。比如有的时候人们虽然有了想大便的意识，但忙于做某事，强忍住不去上厕所；有的孩子太贪玩，一玩起来什么都不顾，大便都快出来了还不去排，忍住大便接着玩。强忍不排便致使直肠内的粪便只好重新回乙状结肠和降结肠，粪便中的水分又会被吸收掉一部分，使粪便变干，引发便秘。

（3）排便动力缺乏：排便时需要多种肌群的协调动作，如果平时不经常运动、年老体弱等，膈肌、腹肌、肛提肌、肠壁平滑肌等力量不足，不能促使粪便在肠道内移动，也会发生便秘。比如年老体弱者、过度肥胖者、重度营养不良者、膈肌麻痹者以及长期缺乏体育锻炼腹肌松弛者，可因肌肉无力，致使排便动力不足，不能顺利排出大便而形成便秘。

（4）粪便运行受阻：肠梗阻、肠扭转、肠道蛔虫、肠道肿瘤等疾病能使粪便在肠道内运行受阻，不能正常移动而形成便秘。

（5）神经系统疾病：脑性瘫痪、脑脊膜膨出、脊柱损伤、脑梗死、脑萎缩等神经系统疾病，均可影响肠道的蠕动功能而出现便秘。另外，工作紧张、久坐、人际关系紧张、家庭不和睦、心情长期处于压抑状态，都可使自主神经功能紊乱，引起肠蠕动抑制或亢进，发生便秘。

（6）肠外病变压迫：腹水、子宫肌瘤、卵巢囊肿、腹腔内肿瘤等，均可压迫肠道，使肠腔变窄或影响肠蠕动而发生便秘。

（7）肠黏膜应激力减弱：肠黏膜应激力减弱也是引发便秘的常见原因，如肠炎、痢疾等引起的肠黏膜炎性病变，在恢复过程中，肠黏膜对刺激的敏感性降低，使肠道对刺激的反应减退，肠蠕动减少而发生便秘。

（8）直肠肛门疾病：肛裂、痔疮、肛门周围脓肿、直肠炎等直肠肛门疾病，都可影响肠道的蠕动而发生便秘。

（9）内分泌与代谢性疾病：糖尿病、高钙血症、低钾血症、卟啉病、甲状腺功能减低、甲状旁腺功能亢进、嗜铬细胞瘤、胰高血糖素瘤等内分泌和代谢性疾病，可影响平滑肌功能，使肠肌松弛、张力减低，引发便秘。

（10）某些药物的影响：使用某些药物，如吗啡、阿片等镇痛剂，氢氧化铝、磷酸铝、碳酸钙等含钙、铝的药物，阿托品、颠茄片等抗胆碱能药物，枸橼酸铋钾、果胶铋等含铋制剂，呋塞米、氢氯噻嗪等利尿剂，以及长期滥用泻剂等，也能引起便秘。

（11）其他因素：急性热病、慢性发热以及铅、砷、汞、磷中毒等，也可引发便秘。

04 便秘是怎样分类的?

咨询：我是退休教师，近段时间不知为什么，大便总是像羊粪一样坚硬难解，到医院咨询就诊，医生说我的情况属于单纯性便秘，不要紧张，保持良好的生活习惯、改变饮食结构就能纠正。听说便秘有多种名称，也有很多分类方法，我想知道**便秘是怎样分类的?**

解答：便秘确实有多种名称，也有很多分类方法。便秘的发病原因和临床表现复杂多样，其分类方法有很多，不过临床中应首先分清是功能性便秘还是器质性便秘。

（1）根据有无器质性病变分类：可分为功能性便秘和器质性便秘两种类型，这是临床最常用的分类方法。功能性便秘也称单纯性便秘或原发性便秘，而器质性便秘也称为继发性便秘。凡体内没有器质性病变，由于饮食安排不当、工作紧张、生活不规律、心情不舒畅以及年老体弱等因素，致使胃肠功能改变引起的便秘称为功能性便秘，大部分便秘都属于此种类型；而凡由体内发生器质性病变，直接或间接影响肠道功能而引起的便秘称为器质性便秘。

（2）根据病程及起病方式分类：可分为急性便秘和慢性便秘。近期突然发生的便秘称急性便秘，包括暂时性功能性便秘和症候性便秘，暂时性功能性便秘多由于生活环境的突然改变、一时性的情绪抑郁、进食过少等因素引起，一旦病因消除，便秘可自行痊愈；症候性便秘属于器质性便秘，由其他疾病引起，常突然发病，伴有其他一些症状，如剧烈腹痛、呕吐等，此种急性便秘多见于急性肠梗阻，这种情况应及时诊断与处理。长期反复的便秘称为慢性便秘，慢性便秘包括器质性便秘和功能性便秘，好发于老年人及体弱多病的人，慢性便秘由于其便秘发生时间较长，对人体的危害较大，可以影响患者的生活质量，也可造成其他严重后果。

（3）根据粪块积留的部位分类：可分为结肠便秘和直肠便秘。因结肠痉挛、结肠运动迟缓、结肠平滑肌张力低下致使粪便在结肠滞留时间过长，使水分被过度吸收，粪便变干，粪便排出困难形成的便秘属于结肠性便秘。结肠性便秘常发生在体质虚弱并伴有内脏下垂者以及年老体衰、大病以后或体力下降者。由于直肠病变等原因，引起直肠平滑肌弛缓，或直肠黏膜感受器敏感性减弱，直肠反射迟钝，虽然粪便被结肠的集团运动推入直肠，但不能激发排便反射，使粪便长时间积滞于直肠内不能排出体外，叫直肠性便秘。由于直肠便秘的特点是排便困难，所以直肠便秘也称排便困难，这种便秘多发生在无正常排便习惯、痔疮、肛裂以及经常服用刺激性泻药、经常灌肠通便者，严重的直肠便秘干燥坚硬的粪块常在直肠内嵌塞，称为粪嵌塞。

（4）根据肛肠动力学改变分类：可分为出口梗阻型和慢传输型两种。当然，也有相当一部分是慢传输与出口梗阻同时存在的混合型便秘患者。出口梗阻型便秘是由于各种原因导致盆底肌功能不良引起的，多与盆底疾病有关，如直肠阴道隔前突、盆底痉挛综合征等，这类疾病通过排便造影即可明确诊断。慢传输型便秘多为肠传输功能降低而引起，由于粪便在肠道内停留时间过长，水分被过度吸收，致使大便干燥、排出困难。

05 什么是功能性便秘？什么是器质性便秘？

咨询： 我今年50岁，患便秘已经有一段时间了，到医院就诊，医生说像我这种情况属于功能性便秘，他说还有什么器质性便秘，不过由于当时患者较多他没有细说。我想进一步了解一下**什么是功能性便秘？什么是器质性便秘？**

解答： 便秘确实有功能性便秘和器质性便秘之分。功能性便秘也称单纯性便秘或原发性便秘，是与器质性便秘相对而言的一类便秘。凡是体内没有器质性病变，由于饮食安排不当、工作紧张、生活不规律、心情不舒畅以及年老体弱等因素，致使胃肠功能改变引起的便秘称为功能性便秘，大部分便秘都属于此种类型。

功能性便秘包括一时性便秘、弛缓性便秘、习惯性便秘以及痉挛性便秘。一时性便秘是指因外出旅行等环境发生变化而引起的便秘，生活恢复原来的规律后便秘会自然消失；弛缓性便秘也称结肠型便秘，是由于全身因素或有关排便肌肉衰弱，张力低下，特别是肠道平滑肌张力低下、肠道运动弛缓等，使排便动力不足或缺乏，肠内容物在结肠内运行过于缓慢而形成的便秘，食物过于精细、体质虚弱、运动不足者的便秘以及老年人和产后妇女的便秘大都属于这种类型；习惯性便秘也称直肠型便秘，主要是由于后天养成的不良排便习惯（如忍便等）造成的便秘；痉挛性便秘也称大肠型便秘，是由于大肠痉挛，肠蠕动发生障碍，不能推动粪便排出而引起的便秘。在临床中，对便秘患者不能盲目下功能性便秘的结论，必须经过认真系统的检查，排除器质性便秘后，才能确诊。

器质性便秘也称继发性便秘，是与功能性便秘相对而言的一类便秘。凡是由体内发生器质性病变，直接或间接影响肠道功能而引起的便秘称为器质性便秘。器质性便秘包括肠道病变、肠外压迫、脑或脊髓病变、代谢及内分泌疾病、肛门周围疾病等引发的便秘。肠道病变如结肠梗阻、肠肿瘤、肠结核、巨结肠症（先天性或后天性）等；肠外压迫如卵巢囊肿、子宫肌瘤、腹腔肿瘤、腹膜后肿瘤等；脑或脊髓病变如脑炎、脑肿瘤、脑血管病、脊髓病变等；代谢及内分泌疾病如甲状旁腺功能亢进、艾迪生病等；肛门周围疾病如肛裂、痔、瘘、术后肛门狭窄等。器质性便秘的特点是一定具有引起便秘的原发性器质性病变，便秘只是一个伴发症状，因此对器质性便秘的诊断必须进行全身性系统检查，以明确其原发器质性病变。明确器质性便秘的诊断意义在于"治病求本"，指导正确的治疗。在很多情况下，只要针对其原发病进行有效的治疗，便秘自然会消除，否则一见便秘就采用泻药等对症治疗，不但效果不好，还会耽误治疗而加重病情，甚至带来后患。

06 什么是慢传输型便秘？什么是出口阻塞型便秘？

咨询： 我今年34岁，患便秘已经很长一段时间了，自从患上便秘后我特别关注有关便秘防治方面的知识，从一档养生节目中听到专家讲便秘有慢传输型便秘和出口阻塞型便秘，我想了解一下**什么是慢传输型便秘？什么是出口阻塞型便秘？**

解答： 所谓慢传输型便秘又可称为结肠型便秘，主要是指粪便在结肠通过缓慢，水分被肠黏膜大量回收，导致大便干燥，排出困难。由于个体的排便频率差异很大，据国内外统计，正常人排便次数在每日3次至每周3次之间，而有的人多日不排便并无痛苦，因此单纯以排便频率确定慢传输型便秘并不全面，而应同时参考患者的自觉症状。也就是说在正常情况下，如超过48小时不排便，又有大便干燥、腹胀而排出不畅的感觉等，才可考虑为慢传输型便秘。慢传输型便秘多发生于老年人，老年人体力活动减少或长期卧床，肠蠕动缓慢，以致大便在肠腔中停留时间过长，所含水分大部分被肠黏膜重吸收，致使大便干燥难以排出。据报道这种因运动减少所致的便秘占老年人便秘的 43.5%。

出口阻塞型便秘也称直肠型便秘，是指排便出口附近组织、器官的功能性改变，导致排便困难或羁留性便秘的一种综合征，以排便困难、排便不尽感、里急后重、大便干燥或不干亦难排出为主要临床表现。出口阻塞型便秘常见的原因有直肠无力（直肠前突、直肠内套叠、会阴下降等）、盆底肌功能不良（耻骨直肠肌综合征、盆底痉挛综合征、内括约肌失弛缓症等）、肠外梗阻等。出口阻塞型便秘以青壮年女性多见，不过直肠无力引起的便秘亦多见于老年人。出口阻塞型便秘与慢传输型便秘不同，前者属排泄梗阻性改变，后者属排泄弛缓性改变，所以二者的治疗方法截然不同。当然，也有相当一部分是慢传输与出口梗阻同时存在的混合型便秘患者。

07 什么是习惯性便秘？

咨询： 我今年 67 岁，患便秘已经近十年，每次解大便都很困难，想了好多办法效果都不太好，严重时需要借助肛门内注入开塞露以排便。正好遇到医学专家义诊，我特地咨询了一下，说我是习惯性便秘。我想进一步了解一下什么是习惯性便秘？

解答： 习惯性便秘也称原发性持续性便秘、功能性便秘，是由于不良的生活习惯，如生活无规律、不良的排便习惯（如忍便）、活动过少、饮食过于精细、饮水过少等，致使粪便在结肠内滞留时间过长，粪便的水分被过度吸收，使粪便干燥而造成的便秘。

习惯是人们长时间逐渐养成的一种行为倾向，习惯有良好习惯和不良习惯之分，习惯性便秘主要是由于后天养成的不良习惯造成的。《内经》中说："起居有常，不妄劳作。"良好的生活习惯有助于保持消化系统功能的平衡、协调，有利于胃肠正常的蠕动，是保持大便顺畅的基本条件，长期不良的习惯则是习惯性便秘形成的始发原因。习惯性便秘患者的排便间隔时间多数为 3~5 天，或 7~8 天，粪便性状干燥，严重者粪便呈粒状如羊粪。大多数患者到医院就诊时唯一的主诉是长期大便干燥，排便困难。由于粪便在肠道内过度壅滞，患者自觉下腹部胀满。体质瘦弱、肚皮薄者可在下腹部扪及条索状包块（粪块），并伴有食欲不振、嗳气、恶心、腹痛、头晕、头痛、倦怠乏力、口苦、失眠等症状。用力排出干燥的粪便时，可引起肛门疼痛、肛裂，甚至诱发痔疮等。

习惯性便秘可发生于任何年龄，但以中、老年人更为常见。在诊断习惯性便秘时，一定要进行系统检查，特别是胃肠道 X 线检查，以及直肠镜、乙状结肠镜、结肠镜等检查，以排除胃肠道疾患等引起的便秘，或全身其他器质性疾病造成的便秘，方可诊断为习惯性便秘。

08 哪些人容易患便秘？

咨询： 我今年65岁，患便秘已经有一段时间了，每次排便都很痛苦。我知道不良的饮食习惯、不良的排便习惯以及肥胖者容易患便秘，而我既没有不良的饮食习惯、不良的排便习惯，又不肥胖，也患上了便秘，这使我很迷惘。麻烦您介绍一下到底哪些人容易患便秘？

解答： 便秘是临床常见的一个症状，是人们生活中最常遇到的一个问题，是看似简单而实际上比较复杂、既使人痛苦又令人尴尬的事情。常见的引发便秘的原因有不良的饮食习惯、不良的排便习惯、排便动力缺乏、粪便运行受阻、神经系统疾病、肠外病变压迫等。流行病学调查表明，老年人、女性、儿童以及手术后患者、肥胖者等是便秘的易患人群。近年来，随着人们饮食结构的改变，社会竞争的激烈，学习生活节奏的加快，心理压力增大，人们寿命的延长等，便秘的发病率有不断上升的趋势。

（1）老年人：《中国慢性便秘专家共识意见（2019）》显示，便秘的患病率随年龄的增加而上升，70岁以上人群慢性便秘的患病率达23%，80岁以上可达38%。这与年老体衰、活动减少、饮食因素、精神心理因素、疾病因素、药物因素以及体质发胖等有关。随着年龄的增长，老年人的消化系统结构发生改变，排便功能也受到影响，如老年人膈肌、腹肌、肛提肌与结肠壁平滑肌收缩能力普遍下降，其排便动力较青壮年人明显下降；老年人胃肠黏膜萎缩，分泌液减少，易致粪质干燥而排出困难；老年人精神、神经系统功能减退，排便反射迟钝；老年人的多病性，其全身性疾病及肛肠疾病可致便秘，且服用某些药物也可致便秘；老年人牙齿脱落，不喜欢吃含膳食纤维较多的食物，缺少膳食纤维，即缺少肠壁的持续刺激因子，使肠蠕动减弱；老年人活动减少，肠蠕动普遍性降低。以上诸因素决定了老年人易患便秘。

（2）女性：目前国内大部分相关研究结果均显示，女性患便秘者明显高于男性。女性便秘发生率高的原因除全身因素外，还与其生理因素和特殊的局部解剖结构等有密切关系，如女性骨盆宽大、生殖三角区肌肉筋膜薄弱、易发生直肠前突等，另外妊娠和分娩造成的损伤可导致直肠内脱垂和会阴下降，这类因素致使女性易于发生便秘。同时，女性类固醇持续减少可能与顽固性便秘也有一定的关系。就临床来看，女性孕期、产褥期以及体形较胖、体质较弱者等均容易出现便秘。

（3）儿童：儿童便秘的发生率也较高，造成儿童便秘的常见原因主要有偏食、挑食等不良饮食习惯，不良的排便习惯（如不能定时排便），精神因素，以及肠套叠、肠扭转、肠道蛔虫症、发热、肥胖、营养不良、脱肛、肛裂、巨结肠、直肠狭窄、肛门狭窄等疾病。

（4）手术后患者：尤其多见于妇产科手术、骨科手术、腹部手术及肛肠疾病手术后的患者。由于手术后卧床，尤其是骨科手术患者需长期制动，活动量减少，胃肠蠕动减少，加之卧床排便所需腹压增加，易致排便障碍，发生便秘。手术创伤也是造成便秘的重要原因，如肛肠疾病及会阴手术易致出口梗阻型便秘，盆腔和胃肠手术使肠蠕动减弱，也容易出现便秘。另外，手术后患者饮食过于精细、量少，含膳食纤维的食物不足，食物残渣过少，肠内容物不足，胃肠功能恢复较慢等，也是易于引发便秘的原因。

（5）肥胖者：临床观察表明，肥胖者较体重正常者明显易于发生便秘。肥胖者特别是过度肥胖者，由于腹壁脂肪堆积，使腹壁过厚，甚至大腹便便，直接影响腹肌收缩能力及盆腔肌肉收缩功能，造成排便动力不足而出现便秘。另外，肥胖者嗜食大鱼大肉等所谓膏粱厚味，吃蔬菜、水果较少，造成摄入纤维素和维生素过少，也是肥胖者易发生便秘的一个重要因素。

（6）中风、慢性支气管炎等病患者：中风、糖尿病、胃下垂、慢性支气管炎、肺气肿、肺心病、心肌梗死等病患者也容易出现便秘，其原因主要与排便动力缺乏、排便姿势改变、缺乏运动、精神及饮食因素等有关。

09 便秘有哪些危害？

咨询： 我是公交车司机，患便秘已多年，近段时间明显加重，需借助肛门内注入开塞露才能排便，痛苦极了。到医院就诊，医生说便秘虽然算不上什么了不起的大病，若不及时治疗也会引发肠梗阻、大肠癌等，我还真有点担心。麻烦您告诉我便秘有哪些危害？

解答： 有人认为便秘不过是大便干燥一些，排便时困难一些，算不上什么了不起的大病，其实这种观点是错误的，便秘会给身体健康造成许多危害。便秘轻者可引起腹胀、腹痛、呕吐以及精神不振和烦躁不安等症状，严重者还会引发痔疮、脑出血、心肌梗死、肠梗阻、大肠癌等疾病。

（1）出现种种不适：便秘会使人在大便时感到痛苦，常常见到有的人急着要大便，偏偏就是排不出来，急得抓耳挠腮、坐立不安。有的患者排便时全身用力，憋得脸红脖子粗，浑身出虚汗。严重时粪便结成坚硬的团块，即使再用力排，便也不下来，只好用手一点一点地往外掏。便秘患者经常会出现种种不适，如腹胀、腹痛、头痛、头晕、食欲不振、口臭、口舌生疮、失眠、肌肤无光泽、脸上长痤疮和雀斑以及精神不振、烦躁不安等。

（2）引发多种疾病：长期便秘可引发肛裂、痔疮、结直肠憩室、肠梗阻、大肠癌等疾病，诱发腹疝、脑出血、心肌梗死等。便秘者由于大便较硬，用力排便，会造成肛裂，如果肛门部瘀血，则易形成痔疮；长时间便秘时大便和有害气体压迫肠壁，还易形成结直肠憩室；便秘者如果粪便长时间壅滞于肠道，其水分被过度吸收，会变得愈加干燥，形成干燥坚硬的"粪石"，积存于肠腔发生堵塞，则可引起急性或慢性肠梗阻；大便中有许多致癌物，如在大肠内长时间存留，就有可能引发大肠癌，或使大肠息肉恶变成癌；人体肠道内的细菌能产生有毒物质，正常排便可将有毒物质排出体外，若长期便秘则无法及时排出这些有毒物质，当其在肠道积存量超过肝脏解毒能力时，它即会随血液循环进入大脑，久而久之可危害中枢神经系统，影响智力。由于便秘者排便时用力屏气，加大腹压，可使血压突然升高，心跳加快，心肌耗氧量增加，高血压者易诱发脑出血，冠心病者易诱发心肌梗死，腹内脏器如小肠等也易经腹壁薄弱处向身体表面突出而形成腹疝。

10 什么是继发性便秘？引发继发性便秘常见的疾病有哪些？

咨询：我患有习惯性便秘，病情时轻时重，一直坚持自我调养。我总以为治疗便秘注意自我调养、用通便药就可以了，但听医生说还有继发性便秘，如果是继发性便秘则需要治疗原发疾病，请问**什么是继发性便秘？引发继发性便秘常见的疾病有哪些？**

解答：这里首先告诉您，确实有继发性便秘。根据有无器质性病变可将便秘分为功能性便秘和器质性便秘两种类型，这是临床最常用的分类方法。器质性便秘也称继发性便秘，是与功能性便秘相对而言的一类便秘。继发性便秘主要是指由于胃肠道系统或人体其他系统患有某种器质性病变或疾病所导致的便秘，也就是说凡是在人体患有某种器质性病变或疾病的基础上而出现的便秘称为继发性便秘。

引发继发性便秘的原发疾病是多种多样的，常见的如下。①继发于结肠、直肠等消化道器质性病变，如大肠癌、直肠癌等肠道肿瘤，肠结核（增生型为主）、巨结肠症（先天性或后天性）、肠粘连、肠梗阻，以及克罗恩病、溃疡性结肠炎等肠道病变均可引起便秘。②神经系统器质性疾病，如截瘫、脊髓炎、脊髓肿瘤、腰骶部损伤等脊髓和神经根病变，以及脑血管病、脑肿瘤、多发性硬化等神经系统疾病，可直接影响排便反射而使排便反射迟钝或障碍，引起便秘。③泌尿生殖系统疾病，如前列腺肥大引起排尿困难、尿潴留，致使膀胱膨胀压迫直肠，增加排便困难，也易引起便秘。④内分泌系统疾病，如糖尿病、肥胖症、尿毒症、甲状腺功能减退、甲状腺功能亢进，以及脑垂体功能减退等，均可引起便秘。⑤肛门周围疾病，如肛裂、痔疮、肛瘘，以及肛门手术后致使肛门狭窄，甚或子宫颈癌等癌症放射治疗后造成直肠狭窄，都可引起继发性便秘。⑥腹膜后肿瘤晚期，可因压迫或推移消化道而引起继发性便秘。⑦腹腔感染、腹膜炎引起的感染性毒血症所致的肠麻痹或严重脱水等，也可引起继发性便秘。由上可以看出，便秘作为一个十分常见的症状，引起这一症状的病变是复杂多样的。

11 老年人为什么容易发生便秘？

咨询：我今年69岁，近段时间大便总是像羊粪一样坚硬难解，我知道这是出现便秘了。我的邻居刘师傅今年67岁，也患有便秘，我还询问了身边的其他老年人，有相当一部分也都有便秘的情况，似乎老年人很容易发生便秘。我想知道老年人为什么容易发生便秘？

解答：老年人确实容易发生便秘。《中国慢性便秘专家共识意见（2019）》显示，便秘的患病率随年龄的增长而升高，70

岁以上人群慢性便秘的患病率达23%，80岁以上可达38%。为什么老年人这么容易发生便秘呢？这与年老体衰、活动减少、饮食因素、精神心理因素、疾病因素、药物因素以及体质发胖等有关。

随着年龄的增长，人到老年，机体许多功能逐渐衰退，消化系统之功能，如唾液分泌、胃酸分泌、胰腺分泌等功能均有不同程度的减退，小肠的吸收功能也降低，食物的消化吸收变慢。同时老年人的全身肌肉包括胃肠道平滑肌变得松弛，如胃比较松弛、缺乏张力和弹性（胃张力低下），所以胃将食物送到十二指肠的速度减慢（胃排空延缓），加之肠道蠕动变得迟缓，因而食物或食物残渣在整个胃肠道滞留时间较长，容易发生便秘。

由于年老体衰，老年人多喜静而少动，缺乏锻炼，更使得腹肌、膈肌、肛提肌及肠壁平滑肌等张力减退，松弛无力，因此造成排便动力缺乏及肠蠕动功能减弱，此乃老年人发生排便困难和便秘的重要因素之一。

老年人多有牙齿不健全，咀嚼能力下降，直接影响其饮食习惯，或不愿吃蔬菜、水果等含纤维素的食物，或偏食过于精细少渣的食物，或食谱过于单调影响食欲而进食过少，或饮水过少等，这些均易导致老年人便秘。

老年人多有脑动脉硬化，易发生精神抑郁、焦虑，或因患痔疮、肛裂、脱肛等，排便时疼痛而畏惧排便、精神紧张等，均能抑制排便反射和便意，拖延排便时间，使粪便在肠道内滞留过久而干燥，出现便秘。

老年人的体形常出现两种极端，或过于肥胖，或过于消瘦，如过于肥胖则影响腹肌、膈肌、肛提肌的收缩功能及肠道蠕动功能易于出现便秘，而过于消瘦则腹肌、膈肌、肛提肌无力，也可因排便动力缺乏而出现便秘。

老年人常患有一些慢性病，如脑血管病、神经精神疾病、冠心病、肺心病、慢性心力衰竭、前列腺肥大等，这些疾病能直接或间接影响肠道功能而引发便秘。在服药治疗这些慢性病的过程中，有些药物可能引发便秘，如一些影响肠蠕动的药物或抑制胃肠腺体分泌功能的药物就易引起便秘。

12 为什么长期情绪不良会引发便秘？

咨询：我以前大便不干不稀，每日 1 次，比较正常，近 3 个月来因与邻居闹别扭，心情一直不好，现在不仅失眠，还出现了便秘。到医院就诊，医生说我的失眠和便秘都与长期情绪不良有关，情绪不良引起失眠我能理解，**但为什么长期情绪不良会引发便秘？**

解答：这里首先向您明确一点，长期情绪不良不仅容易引起失眠，确实也会引发便秘。人在一定的内外环境刺激下，伴随着情绪体验，发生一系列生理变化。长期精神紧张、忧郁焦虑、沮丧恐惧等，都能通过神经系统影响胃肠道的运动功能和分泌功能，引起胃肠动力性疾病和功能紊乱，易于引发便秘。

交感神经系统和副交感神经系统是既对立又统一地对内脏生理活动进行调节的。对消化系统来说，副交感神经兴奋时，可增加消化道平滑肌活动，促使胃肠平滑肌紧张性增高和蠕动增强，促进胃肠运动和消化液分泌；交感神经兴奋时则抑制胃肠运动，降低胃肠平滑肌紧张度，使胃肠蠕动减弱，但可引起回盲部括约肌和肛门括约肌收缩。如果交感神经过度兴奋，或副交感神经被抑制，出现自主神经功能紊乱时，均能影响胃肠功能。情绪变化是引起交感神经和副交感神经功能紊乱的重要原因，如出现高度紧张、焦虑、抑郁等，可引起交感神经兴奋占优势，便抑制了副交感神经系统，除了出现心悸、失眠等症状外，还可抑制胃肠运动，使胃肠蠕动变慢及消化液分泌减少，致使粪便在肠道内滞留时间延长，从而易于发生便秘。

　　长期的忧郁哀愁、情绪变化可引起胃肠功能紊乱而发生便秘，有相当一部分便秘是因患者长期焦虑、忧郁、精神紧张、思虑过度而引起的。当很多人因为考试升学、就业、家庭矛盾、异地生活或面临某一重大抉择等心理压力和问题时，便会出现便秘，同时便秘患者常出现不同程度的紧张、焦虑、抑郁等心理障碍，形成恶性循环。善于调节自己的情绪，学会正确地表达与释放情绪，理智地对待生活中的各种事件，克服不良情绪，无疑能保持正常排便，防止出现便秘，对改善便秘也大有帮助。

13 胃下垂患者为什么容易发生便秘?

咨询: 我母亲今年 68 岁，体形消瘦，患胃下垂和便秘已经近十年了，我们村的张嫂不仅患有胃下垂，同时也患有便秘。我咨询了村里的医生，他说胃下垂患者确实容易发生便秘，不过具体因为什么没说。麻烦您讲一讲胃下垂患者为什么容易发生便秘？

解答: 这里首先告诉您，胃下垂患者确实容易发生便秘。胃下垂是指人站立时，胃的下缘达到骨盆腔，胃小弯弧线的最低点降到髂嵴连线以下，同时出现腹胀、食欲不振、消化不良，胃部有振水声，上腹部不适或疼痛，以及便秘或便秘与腹泻交替出现等症状的一种病症。

胃下垂的诊断主要依靠 X 线和超声波检查，该病多见于瘦长体形者及经产妇，主要是由于体质虚弱，腹壁的紧张度发生变化，胸壁脂肪缺乏，胃张力低下，腹肌松弛无力，腹压减低而引起。严重时可同时伴有肝、肾、结肠等内脏的下垂。

胃下垂者之所以容易发生便秘，主要与以下三点有关。其一，胃下垂时胃张力低下，结肠平滑肌张力也会低下，必然导致肠蠕动迟缓无力，粪便易长时间滞留于结肠，水分过度被吸收而变干燥。其二，由于胃下垂患者腹肌松弛无力，膈肌垂吊无力，全身也虚弱无力，致使排便动力缺乏，易出现排便困难而发生便秘。其三，患胃下垂者多有食欲不振，消化不良，饮食减少，因此形成的粪便量少，往往不足以刺激肠蠕动，肠蠕动减慢，也易发生便秘。

中医认为胃下垂多由先天禀赋不足，体质虚弱，以及饮食失节、劳伤过度，或七情内伤，损伤脾胃，致使中气不足，无以上托诸脏器而引起。由于中气不足，六腑的传导功能衰减，导致胃肠功能减弱，大肠传导无力，蠕动缓慢，粪便在结肠滞留而不易排出，从而发生便秘。

14 体形肥胖者为什么容易发生便秘？

咨询：我今年44岁，体形肥胖，患便秘已经有一段时间了，我们单位的宋师傅大便坚硬、难解已经十多年，其体形也较胖，我的邻居刘老师是有名的胖子，也是便秘老病号，所以大家都认为体形肥胖者容易发生便秘。我很想知道<u>体形肥胖者为什么容易发生便秘？</u>

解答：肥胖是由于人体内脂肪堆积过多而引起的。肥胖有单纯性肥胖和继发性肥胖之分，无明显内分泌和代谢原因者称为单纯性肥胖，有明显的内分泌及代谢性病因而引起肥胖者称为继发性肥胖症，又称症状性肥胖。临床观察表明，无论哪一种性质的肥胖，均容易发生便秘。体形肥胖者之所以容易发生便秘，与以下因素有关。

（1）肥胖者特别是过度肥胖者，由于腹壁脂肪堆积，使腹壁过厚，甚至大腹便便，直接影响腹肌收缩能力，造成排便动力不足而出现便秘。

（2）肥胖者由于肠系膜上大量脂肪沉积，使肠道蠕动能力减弱，从而使肠内容物或粪便难于排泄而易于发生便秘。

（3）由于腹腔及胸壁脂肪过多，腹压升高，膈肌抬高并使其运动受限，使膈肌收缩性差，排便动力减弱而影响排便，同时肥胖者盆腔肌肉的收缩功能也受到限制而影响排便。

（4）肥胖者由于活动困难，大多较少活动，也易促成肠蠕动缓慢而发生便秘。

（5）肥胖者嗜食大鱼大肉等所谓膏粱厚味，吃蔬菜、水果较少，造成摄入纤维素和维生素过少，也是肥胖者易发生便秘的一个重要因素。

15 糖尿病患者为什么容易发生便秘?

咨询：我姑姑患有糖尿病，同时还有习惯性便秘，我母亲也患有糖尿病，一直坚持服药治疗，血糖控制得还不错，近段时间也出现了大便干燥、排出困难。到医院就诊，医生说我姑姑和我母亲的便秘都与糖尿病有关。我要问的是糖尿病患者为什么容易发生便秘?

解答：糖尿病是由多种原因引起的以慢性高血糖为特征的代谢紊乱，糖尿病的病因和发病机制较为复杂，至今尚未完全阐明。糖尿病患者不仅容易引起腹泻，发生便秘者也并非少见。有相当一部分糖尿病患者胃肠蠕动减慢，排空延迟，并且由于胃底和胃窦收缩功能明显减弱而造成胃肠内容物滞留，出现饱胀、恶心、呕吐、便秘等症状。

糖尿病患者之所以容易发生便秘，不仅与糖尿病患者常需严格控制饮食，饮食量过少，难以刺激胃肠蠕动，致使胃肠蠕动功能减弱有关，更重要的原因在于糖尿病引起内脏自主神经系统功能障碍，导致胃肠功能紊乱。自主神经系统功能障碍是多方面的，如果交感神经过度兴奋，则抑制胃肠运动，胃肠蠕动缓慢，排空延迟，胃肠内容物滞留，发生便秘；如果副交感神经过度兴奋，则胃肠蠕动加快而出现腹泻；如果自主神经系统功能紊乱，也可发生便秘与腹泻交替，严重者还能发生特发性糖尿病性肠病。

中医认为阴虚燥热和气阴两虚是糖尿病的主要发病机制。阴虚燥热者由于体内燥热而伤津，津液不足，肠道失润，故而易出现便秘；气阴两虚者，由于气虚导致肠蠕动功能减弱，加之阴虚体内津液不足，肠道失于濡润，也易于发生便秘。

16 中风患者为什么容易发生便秘？

咨询： 我父亲今年 67 岁，因突发中风到医院住院治疗，经治疗病已好转并稳定，现已出院。出院时医生交代我们，中风患者容易发生便秘，在坚持服药、控制好饮食、加强康复锻炼的同时，还要注意预防便秘。麻烦您告诉我中风患者为什么容易发生便秘？

解答： 中风是中老年人的一种常见病、多发病，严重威胁着人们的健康和生命。中风包括缺血性中风（短暂性脑缺血发作、腔隙性脑梗死、脑血栓、脑栓塞）和出血性中风（脑出血、蛛网膜下腔出血）两大类，出血与缺血并见者在临床中也能见到，临床分为急性期、恢复期和后遗症期三期。对中风患者来说，无论是在急性期、恢复期还是后遗症期，均容易发生便秘。

中风患者之所以容易发生便秘，主要与以下因素有关。①中风患者多见于中老年人，由于年老体衰，胃肠蠕动功能减弱，加之活动减少、饮食缺少纤维素等，本身就容易发生便秘。②昏迷的中风患者，由于排便反射的消失或障碍，极易发生大小便失禁或便秘。③中风患者常出现肢体功能障碍甚至偏瘫，偏瘫者长期卧床不能活动，或因活动不便而活动减少，造成胃肠蠕动缓慢；同时患者的腹肌、膈肌、盆腔排便肌群如肛门括约肌、肛提肌等，会由于缺乏锻炼与活动而变得松弛无力，造成排便动力缺乏而发生便秘。④排便姿势的改变，特别是由于偏瘫者卧床不起，被迫采用仰卧位或侧卧位在床上解大便，排便环境缺乏隐蔽性，患者不习惯，造成心理上的排便障碍，影响排便反射的产生，易发生排便困难而形成便秘。⑤中风患者特别是卧床不起的中风患者，活动量减少，多有食欲不振，更有吞咽困难及饮食即呛者，均可造成饮食量减少，加之食物过于精细而缺乏纤维素等，更易促使中风患者发生便秘。

17 心肌梗死患者为什么常发生便秘？

咨询： 我爱人患有冠心病，因急性心肌梗死正在住院治疗，住院后已经1周没有排便了。问了一同住院的患心肌梗死的几位病友，大多数都有便秘的情况存在，医生说心肌梗死患者时常会发生便秘。我不是太相信，麻烦您给我讲一讲心肌梗死患者为什么常发生便秘？

解答： 这里首先告诉您，心肌梗死患者确实常发生便秘。心肌梗死多发于中老年人，是由于冠状动脉急性闭塞而使冠状动脉血供急剧减少或中断，因严重持久的缺血、缺氧而发生局部心肌坏死的一种严重心脏病。临床以剧烈而持久的胸骨后疼痛即心绞痛、烦躁不安、休克、发热、白细胞增多、血沉加快、血清酶活力增高以及进行性心电图改变等为主要临床特征，严重威胁患者的健康和生命。

心肌梗死患者不仅常发生便秘，也常有恶心、呕吐、上腹胀痛等其他胃肠道症状。心肌梗死患者之所以出现便秘、恶心、呕吐等胃肠道症状，是由于心肌病变刺激迷走神经，对胃肠反射性作用的结果。另外，心肌梗死患者由于坏死的心肌组织被吸收而多伴有发热（吸收热），中医认为热伤津液，必然造成肠胃津液不足，甚至枯竭，肠道失于濡润，发生便秘在所难免。

便秘不仅可发生于心肌梗死的早期（即发病后2~3天内的急性期），在中期（发病后3天到3周左右的亚急性期）往往还会加重，在恢复期（发病后3~4周的慢性期）也有部分患者表现出便秘等明显的消化道症状。同时，便秘大大增加了再次引发心肌梗死的可能性，所以在治疗心肌梗死的过程中，不能忽视便秘的防治。

18 肺心病患者为什么容易发生便秘？

咨询：我是个农民，也是肺心病老病号，每年进入冬季天气寒冷时，不仅咳嗽、气喘加重，还常出现大便困难。冬季时肺心病患者咳嗽、气喘加重我能理解，出现便秘我就想不通了，感觉两者没什么关系。我要问的是肺心病患者为什么容易发生便秘？

解答：肺心病是中老年人的一种常见多发病，有相当一部分肺心病患者确实常常伴发便秘，便秘又进一步加重了咳嗽、气喘等肺心病的症状，治疗肺心病时注意保持大便通畅是重要的一环。那么，为什么肺心病患者容易发生便秘呢？通常认为主要与以下几点有关。

其一，肺心病多发于中老年人，而中老年人全身各系统功能均趋衰退，胃肠功能减弱，蠕动变慢。中医认为中老年人多有气虚，无力推动糟粕在大肠中畅行，本身就易于出现便秘。其二，肺心病多是在慢性支气管炎、肺气肿的基础上出现的，其病程已长，由于长期咳喘，致使胸廓变形呈桶状，膈肌下降，膈肌运动受限并影响其收缩功能，腹压不足，则易产生排便困难而便秘。其三，肺心病患者常有不同程度的心功能衰竭，内脏瘀血，肝脏增大，势必影响胃肠功能，致使胃肠消化功能下降，蠕动减弱，也是肺心病患者易于发生便秘的原因之一。

中医认为肺与大肠相表里，肺的宣发肃降功能直接影响大肠的传导功能，而大肠的传导功能是决定大便能否正常排泄的重要方面。肺心病患者都有不同程度的肺气虚存在，其宣发肃降功能障碍，致使胃肠蠕动功能减弱，大肠失于传导，粪便在大肠内滞留不前，水分被过度吸收而变干燥，便秘则在所难免。另外，肺心病患者体质虚弱，卫外不固，易于招致外邪之侵袭，外邪入里化热，则出现肺心病患者合并肺部感染，此时不仅咳嗽气喘诸症状加重，"肺热"也显得较为明显，由于肺与大肠相表里，肺热常下移于大肠，引起大肠燥热，损伤阴液，更易导致粪便干燥而出现便秘。

19 妊娠后期为什么容易便秘？

咨询：我以前大便不干不稀，成条状，每日1次，自从怀孕至5个月以后，大便逐渐变得干燥起来，虽然没少喝水，也没少吃蔬菜，还是不能改善，现在不仅便秘，还出现了肛裂，很是痛苦。我咨询医生，他说妊娠后期就是容易便秘。我想知道妊娠后期为什么容易便秘？

解答：妊娠后期妇女，由于其特殊的生理状况，常常发生便秘，尤其是平时就容易便秘的女性朋友，妊娠后期更易出现便秘，有的还会出现较严重的便秘。究其原因，不仅与饮食因素、胎儿的影响，以及妊娠后期活动减少有关，还与激素的作用等有关。

（1）妊娠后为了增加营养，肉类、蛋类、奶类等精细食物吃得较多，而蔬菜、水果、粗粮吃得较少，导致孕妇纤维素缺乏，胃肠道蠕动减弱，因而易出现便秘。

（2）妊娠后期，随着胎儿的长大，子宫体逐渐增大，使腹压增高，膈肌、腹肌的运动受限，排便动力受到影响，易发生排便无力、排便困难，从而导致便秘。

（3）妊娠后期，活动不便，一般活动减少，胃肠蠕动减慢，加之子宫体增大，宫底抬高，压迫结肠，使肠蠕动缓慢，肠道不能正常将粪便推向直肠，致使粪便在肠道内滞留时间过长，粪便水分被过度吸收而变干燥，更易出现便秘。

（4）妊娠期间体内孕激素增高，导致水钠潴留，血管扩张，静脉淤血，胃肠蠕动减弱，食物残渣在大肠内滞留时间延长，水分吸收过多，常出现粪便干燥、坚硬而便秘。

（5）妊娠后期子宫体增大，腹压增高，致使下腔静脉受压加重，特别是胎位不正时，压迫下腔静脉更明显，直接影响直肠下端肛管的静脉回流，使其静脉淤血、扩张、弯曲，从而易于诱发痔疮而出现便秘。

（6）妊娠后期，孕妇容易患痔疮，患痔疮后由于排便疼痛，反射性影响排便功能，或惧怕排便疼痛而强忍不便，更易导致便秘。

20 什么是粪嵌塞？引起粪嵌塞的常见原因有哪些？

咨询： 我父亲今年71岁，患有习惯性便秘，这几天不知为什么，不仅下腹部坠胀不舒服，每次只能排出少量稀水粪便，还总有排便不净的感觉。到医院就诊，医生说是粪嵌塞了，我是第一次听说粪嵌塞，请您告诉我什么是粪嵌塞？引起粪嵌塞的常见原因有哪些？

解答： 粪嵌塞是直肠便秘的一种特殊表现，是由于大量且坚硬的粪便停滞嵌塞在直肠的壶腹部所引起的排便不能症。正常人直肠壁具有良好的弹性调节作用，可使直肠容量改变，防止直肠内压力过高，从而发挥直肠的贮存器作用。当粪便被结肠"集团运动"送入直肠时，直肠膨胀，刺激肠壁和耻骨直肠肌的张力感受器，从而引起便意、排便反射及排便活动。如直肠发生病变，因纤维组织包绕而直肠僵硬，或其他原因引起直肠黏膜张力感受器敏感性降低或丧失（如经常服用刺激性泻药或灌肠等），进而使直肠排便反射能力降低或丧失，甚至直肠充满粪便也不能产生便意，则造成严重的排便困难，粪便在直肠内贮留淤滞、变得干燥坚硬，堵塞于直肠，粪嵌塞就出现了。粪嵌塞时患者感觉直肠坠胀不适，严重者经常由肛门漏出少量粪便，污染内裤，或虽排便次数增多，但每次只能排出少量粪便，而排便后仍有排便不净感（堵塞在直肠内的干燥粪块并未排出），因此直肠肛门指诊检查可摸到直肠充满干燥的粪块。

引起粪嵌塞的原因是多种多样的，就临床常见者来说，主要有以下几个方面。其一，滥用泻药，特别是刺激性泻药或灌肠通便，致使直肠黏膜压力感受器敏感性下降或丧失，即使粪便充盈直肠也不能引起排便反射，使粪便长时间贮留于直肠而致粪嵌塞。其二，全身性硬化、纤维变性和内脏肌肉硬化变性，如系统性硬皮病等，造成结肠、直肠纤维变性硬化，直肠反射减低或丧失，则易发生粪嵌塞。其三，肛门直肠病手术后1周内，常因肛门疼痛，不敢排便，抑制排便活动，使直肠内粪便蓄积，若蓄积数日不排便，则形成干燥粪块，不易排出而造成粪嵌塞。其四，腰骶及盆腔部病变损伤神经，造成严重的直肠黏膜压力感受器敏感性消失，常发生严重的粪嵌塞。其五，巨结肠症（无论是先天性或后天性者），可破坏直肠张力反射，从而发生粪嵌塞。

21 便秘患者排便时带鲜血常见于哪些疾病？

咨询： 我今年48岁，近段时间不仅大便干燥、坚硬，排出困难，排便时还时常带有鲜血。我上网搜索了一下，了解到便秘患者排便时带有鲜血可见于痔疮、肛裂等多种疾病，有的疾病还很严重，我真有点担心。请问**便秘患者排便时带鲜血常见于哪些疾病？**

解答： 便秘患者排便时带鲜血，出现大便夹杂有鲜血或大便后自肛门滴鲜血者并不少见，其发生的原因较为复杂，应该及时到医院检查诊治。就临床来看，便秘患者排便时带鲜血常见于以下几种疾病。

（1）痔疮：人们常说"十人九痔"，痔疮是临床较为常见的引发便秘带鲜血的疾病之一。痔疮患者因排便时肛门部疼痛，往往反射性引起排便抑制，易于发生便秘，而痔疮出血又易在大便干燥时发生，两者互为因果。当痔核较大，痔黏膜组织变薄时，用力排便时干燥的粪块擦破痔黏膜，则引起便血。其便血的特点是用力排便时血液从肛门流出，鲜血常附在大便的表面，大便后可有肛门滴血，或手纸上沾有鲜血。痔核较小或痔黏膜、血管破损较轻时出血量较少，出血可自行停止，严重者因用力排便可呈现喷射状出血，遇此情况应及时检查治疗。

（2）肛裂：在临床中也较为常见，肛裂患者便秘时，用力排便，干燥的粪便可扩张肛管，引起肛管小血管撕裂而出血。肛裂患者便秘带鲜血的特点是粪便表面带有鲜血或大便后擦拭时卫生纸上沾有鲜血，或大便时鲜血点滴而出，出血量一般较少，排便时特别疼痛，肛门周围有撕裂一样的感觉。

（3）大肠息肉：大多数人虽然在肠黏膜上长了息肉但无自觉症状，这是因为小的息肉仅仅是在肠黏膜上有隆起的结节。大的息肉则常为带蒂的小瘤，突入肠腔，在肠内上下移动，因粪便压迫和刺激，表面常有溃疡、糜烂，甚至出血，所以肠息肉的症状最常见的为大便带血，尤其是便秘时带鲜血。大肠息肉便秘带血的特点是经常大便带有鲜血，血液可能附在粪便表面也可能混合在粪块中，排便过程中肛门周围没有剧烈疼痛，血色鲜红或淡红，出血量一般较少。患有大肠息肉时粪便不但可能带血，还可能带有黏液或脓性分泌物。

（4）大肠癌：包括结肠癌、乙状结肠癌、直肠癌，其主要症状是粪便带血。如果癌肿位于右半侧结肠如回盲部、升结肠、肝曲部位，粪内常有潜血，明显出血并不常见；如果癌肿位于左半侧结肠，便血的颜色多呈鲜红或暗红色，附于粪便表面。如果出血量不多，又加之便秘，则血色发黑，血与粪便相混合。乙状结肠癌常便秘与腹泻交替，粪内有鲜血、脓及黏液；直肠癌则为便中带血或脓血，或粪内有血性分泌物的黏液血便，或出现黑色粪便。

22 大便初硬后溏是怎么回事？

咨询： 我以前大便不干不稀，成条状，每日1次，比较正常，近段时间不知为什么，大便变成开始时特别干燥，排便费力，但干燥部分排出后粪便又变得比较稀软。问了几位朋友，都说大便初硬后溏也属正常，我还是不放心，请您讲一讲大便初硬后溏是怎么回事？

解答： 在日常生活中确实有一些人和您一样，大便开始时特别干燥，排便费力，但干燥部分排出后粪便又变得比较稀软，呈现出大便初硬后溏。也时常有人咨询大便初硬后溏是怎么回事，是不是病态。

大便初硬后溏常见于慢性胃炎、消化不良、神经官能症等患者。这些患者胃肠功能容易发生紊乱，粪便已经被运送到直肠但较长时间没有排出，因其中的水分被过度吸收而变得干燥，出现便秘。便秘形成后，某种因素可能使肠蠕动忽然加快，结肠部分的粪便移动速度随之加快，以至粪便中的水分尚未被充分吸收便被迅速推到直肠，使直肠充盈，让人产生急于排便的感觉，这时就会出现大便初硬后溏。

中医认为，大便初硬后溏主要是因脾胃虚寒导致水谷运化失常造成的，中医辨证属脾胃虚寒或虚弱证。汉代名医张仲景在《伤寒论》上记载有"大便初硬后溏"证，他说："阳明病，若中寒者，不能食，小便不利，手足濈然汗出，此欲作固瘕，必大便初硬后溏。所以然者，以胃中冷，水谷不别故也。""阳明病"即胃病，"中寒"即中焦脾胃虚寒。说明"大便初硬后溏"的病因是中焦脾胃虚寒，胃中虚冷，以致胃肠功能紊乱，脾胃消化功能障碍，饮食水谷不得消化而结积的病变。大便初硬后溏者多伴有食欲不振，胃脘怕冷，不敢吃凉的食物，手脚不温或发凉，倦怠乏力等症状，查其舌质淡，苔薄白，脉沉细无力。

23 为什么有时便秘与腹泻交替出现？

咨询：我今年29岁，是幼儿教师，以前每日排便1次，不干不稀，成条状，近3个月来无明显诱因呈现时而便秘，时而又腹泻。曾到医院就诊，检查肠镜并没发现异常，医生说是肠道功能紊乱的表现，我还是有点疑惑。我要问的是为什么有时便秘与腹泻交替出现？

解答：粪便的干稀与其所含水量有关。饮食在胃肠道消化吸收的过程中，水分的吸收主要在小肠和大肠完成。食物进入人体后，经过消化系统的消化作用，养分被机体吸收利用，剩余的残渣和废物在肠道形成粪便，正常情况下肠道按一定的节律和速度完成对饮食的消化吸收，保持大便正常。在粪便形成过程中，如果肠道蠕动过快，粪便移动迅速，肠内容物的水分来不及被吸收就被排出，大便就变稀甚至形成腹泻；相反，如果由于某种原因致使肠道蠕动迟缓，粪便移动缓慢，肠内容物在肠道内停滞时间过长，水分被过度吸收，粪便就会变得干燥，导致便秘。

由此可以看出，凡是肠道运动功能紊乱者，便会出现有时便秘（肠蠕动缓慢），有时腹泻（肠蠕动过快），或便秘与腹泻交替出现。有时便秘有时腹泻，或便秘与腹泻交替出现，是肠道运动功能紊乱的表现，常见于肠易激综合征及部分肠结核病患者。此外，便秘患者服用某些药物后可能腹泻，停用药物后往往又出现大便干燥甚至便秘；便秘患者使用灌肠术进行通便时可能出现腹泻，停用灌肠术后又常出现便秘。

24 上消化道出血为什么大便会变黑？

咨询：我今年49岁，平时吃饭不太有规律，近1个月来总感觉上腹部疼痛、烧心，还出现了大便发黑如柏油样。咨询卫生所医生说可能是上消化道出血了，建议我尽快到医院就诊。我不太明白，请问<u>上消化道出血为什么大便会变黑？</u>

解答：卫生所医生说得没错，您之前有上腹部疼痛、烧心，现在又出现了大便发黑如柏油样，确实首先应考虑是不是上消化道出血了。这种情况病情急重，应该尽快到医院诊治。

大便变黑，一般是发生于上消化道出血时。上消化道包括口、咽、食管、胃及十二指肠。如食管的炎症、食管癌、溃疡，胃的急慢性炎症、溃疡病、胃癌，十二指肠溃疡、憩室炎，以及某些药物刺激（如服用可的松、阿司匹林、吲哚美辛）等，均可引起上消化道出血。当上消化道出血的量超过50毫升时，即出现黑便。当然，在下消化道，如右半结肠出血时，如果由于便秘等使之在肠道内停留时间较长，也可出现黑便。

上消化道出血时大便之所以变黑，是因为血液在胃肠中被破坏，血红蛋白被释放出来后，先后在胃酸、肠液及肠道细菌的作用下，血红蛋白所含的铁与硫化物发生作用，变成硫化铁，硫化铁使大便变黑了。有时候不仅粪便外观变黑，而且由于硫化铁的刺激，肠黏膜分泌物增多，使粪便具有光泽和黏性而油光发亮，就像铺柏油路时用的柏油（亦即沥青）一样，故也称之为柏油样便。柏油样便是上消化道出血的典型表现之一，一旦发生柏油样便，说明上消化道出血量已较多。

当然，临床所见的大便变黑并不全是上消化道出血引起的，比如服用某些治疗胃病的药物，如鼠李铋镁片、枸橼酸铋钾、铋剂，或进食动物血，如人们常食的猪血炖豆腐等，也会使大便变黑，临床中应注意与上消化道出血引起的大便变黑进行鉴别，以免出现误诊。

25 便秘对高血压患者最大的危害是什么？

咨询： 我患高血压已多年，一直坚持服药治疗，到医院复诊时检测血压为125/86毫米汞柱，血脂、血糖都在正常范围。医生交代我要按时服药，定期复诊，同时还应注意预防便秘，说便秘对高血压患者有很大危害，我想知道**便秘对高血压患者最大的危害是什么？**

解答： 医生说得没错，便秘确实对高血压患者有很大危害。高血压是中老年人的一种常见病、多发病，高血压可出现诸多并发症。高血压是引起脑出血的重要原因，脑出血是高血压患者最严重的并发症。据统计，有70%~80%的脑出血是由高血压所致，而且随着血压的升高，脑出血的发病率也随之增高。如果说高血压是引起脑出血的主要危险因素，那么便秘则是脑出血的重要促发因素，便秘对高血压患者最大的危害是引发脑出血而危及患者的生命。

高血压患者如果便秘，排便时若用力过猛，可使心跳加快，心脏收缩加强，心搏出量增加，血压会突然进一步升高。当压力超过了血管壁的承受能力时，容易导致血管破裂，发生脑出血。临床中发现，有相当一部分脑出血患者是由于既往患有高血压、脑动脉硬化，因大便干燥，用力排便时突然发病，不省人事，而摔倒在厕所里的。便秘对高血压患者最大的危害就是能促发脑出血等脑血管病，高血压患者必须充分重视便秘的危害。高血压患者平时不仅要注意治疗高血压，也要采取积极的措施预防便秘，以保持大便通畅，患有便秘后应选用恰当的方法进行治疗，以防因便秘造成脑出血等脑血管病发生。

26 便秘能诱发中风吗？

咨询：我的邻居张婶是高血压老病号，后来又患了中风，现在生活不能自理，听说她的中风是由于大便秘结，用力排便诱发的。我们单位的李科长患有习惯性便秘，前段时间也中风了。有人说便秘能诱发中风，我还是不太相信。麻烦您告诉我**便秘能诱发中风吗？**

解答：这里首先告诉您，便秘确实能诱发中风。中风是急性脑血管疾病的总称，包括出血性中风（脑出血、蛛网膜下腔出血）和缺血性中风（脑血栓、脑栓塞、短暂性脑缺血发作、腔隙性脑梗死）两大类，因其发病突然，也称之为脑血管意外，是一组以急性起病、局灶性或弥漫性脑功能缺失为共同特征的脑血管疾病。中风是以猝然昏倒，不省人事，伴发口眼㖞斜，语言不利，半身不遂，或无昏倒而突然出现半身不遂为主要症状的一类疾病。

中风的主要根源是高血压、脑动脉硬化，由于脑血管的粥样硬化，致使血管腔变狭窄或形成夹层动脉瘤，在各种诱因如情绪激动、精神紧张、用力过猛、血压升高等的影响下，造成血管破裂或堵塞，使脑血液循环障碍，形成部分脑组织缺血、水肿等病理改变，导致神经功能障碍，从而出现一系列症状。在众多的可引起中风的诱因（如大量饮酒、暴怒激动、过度劳累、用力过猛等）中，便秘是一个重要而常见的诱因。高血压、动脉硬化等患者如果便秘，排便费力，用力过猛，腹压升高，会引起心跳加快及血压骤然升高，造成脑血管破裂（脑出血）或堵塞（脑梗死），引发中风。临床中有一些中风患者恰恰发病于上厕所排便之时，甚至昏倒在厕所中，就是这个道理。所以，奉劝便秘患者，尤其是高血压、脑动脉硬化伴有便秘的患者，应特别注意预防中风的发生。

27 便秘对冠心病患者有什么危害？

咨询：我们单位的张主任今年57岁，患冠心病已多年，因急性心肌梗死住院了，医生说他的心肌梗死是便秘诱发的。听说便秘对冠心病的危害很大，我还真有点担心，因为我不仅患有冠心病，同时也有便秘的情况，我要问的是便秘对冠心病患者有什么危害？

解答：便秘对冠心病患者确实有很大危害。冠心病是指冠状动脉粥样硬化使血管腔狭窄或阻塞，或（和）因冠状动脉功能性改变（痉挛）导致心肌缺血缺氧或坏死而引起的心脏病，亦称为缺血性心脏病，是严重危害人们健康和生活质量的常见病、多发病。随着人们物质生活水平的不断提高以及生活方式的改变，近年来冠心病的发病率和死亡率均呈迅速上升之势，是我国居民死因构成中上升最快的疾病，已成为当今人类健康的"头号杀手"。

冠心病伴有便秘者用力排便，容易引发心绞痛、急性心肌梗死，严重威胁着患者的健康和生命。冠心病患者便秘时（中老年人本来就易患便秘），由于排便费劲，排便时间过长，用力过猛，造成腹压升高，使心跳加快，心肌耗氧量增加，则易引起"排便性心绞痛"，甚至发生心绞痛性晕厥，或导致更为严重的心肌梗死，或出现心脏室壁瘤破裂等并发症。所以，冠心病患者及陈旧性心肌梗死患者等，一定要预防便秘，保持大便通畅。

28 便秘患者什么情况下需要做检查？

咨询： 近段时间不知为什么，我每次排便都特别费劲，想了好多办法，效果都不太好，我想到医院检查一下，我们车间有几位工人也得过便秘，他们有的说需要检查，有的则说不需要检查。我想了解一下**便秘患者什么情况下需要做检查？**

解答： 这里首先明确一点，有些便秘确实不需要检查，而有些便秘是必须做检查的。如果您患了便秘，首先应到医院就诊，到底要不要做检查需由医生根据具体情况而定。

便秘是临床常见的一个症状，凡是由于各种原因致使大便次数减少、大便干结、排出困难或不尽者均可称为便秘。便秘并无特殊性体征，一般人常会忽视便秘，而有些种类的便秘却隐藏有其他的疾病，例如症候性便秘与器质性便秘就可能具有此种隐忧。因此，即使十分普通的便秘也应接受医生的诊察，必要时应做一些辅助检查，如直肠指诊、乙状结肠镜、结肠镜等检查，以确定可能的病因。

如果符合以下所列举的几点，就应立即到医院找医生咨询、检查诊治。①自幼儿时期开始就有持续性的便秘。②过去从未发生便秘的情况，近来却突然开始出现便秘。③本来就容易便秘，近来尤其严重。④顽固性的便秘，即使下过功夫解决也无法改善。⑤粪便中带有血丝或黏液。⑥便形不完整或有明显的改变。⑦伴随有明显的腹痛或呕吐。

29 便秘患者通常需要做哪些检查？

咨询： 我患便秘已有一段时间，每次排便都像"过关"一样特别困难，我怀疑是不是患上痔疮、结肠癌之类的疾病。医生说引起便秘的原因有很多，需要进一步做结肠镜、CT、彩超等寻找原因，我担心医生是不是过度检查了，我要问的是**便秘患者通常需要做哪些检查**？

解答： 您的担心可以理解，近年来由于经济利益的驱使，确实有过度检查、过度治疗的情况存在，不过这毕竟是极少数，绝大多数医生是具有良好的医疗道德的，是根据患者病情的需要确定检查项目的。

便秘是临床常见的一个症状，引起便秘的原因十分复杂，在发生便秘时，不要盲目地仅对症滥用泻药治疗，这样容易耽误病情。一旦出现便秘，患者应及时到医院找医生咨询，并根据病情的需要做一些必要的检查，以明确引起便秘的原因，有针对性地进行治疗。便秘患者通常需做的检查有以下几种，临床中可视情况选择应用。

（1）大便常规检查及潜血试验：粪便的形状、便条的粗细、粪便的坚硬度，以及有无脓血或黏液等，对便秘的病因诊断有重要参考意义。如直肠性便秘粪便为粗块状，结肠痉挛性便秘粪便多呈干硬的羊粪状，左半结肠癌和直肠癌肉眼可见显性血便，右半结肠癌则多有粪便潜血阳性。

（2）直肠指诊检查：有助于发现肛门和直肠病变引起的便秘原因，如可发现直肠肿块、痔疮、肛裂，或炎症、狭窄、肛门括约肌的痉挛或松弛、坚硬的粪块堵塞，以及外来压迫等。在早餐与午餐中间检查，如在直肠内摸到大量粪便（粪嵌塞），提示为直肠便秘。

（3）肠镜检查：一般在指诊后进行，常用的肠镜检查有直肠镜、乙状结肠镜、结肠镜等。肠镜检查除了可直接观察肠黏膜是否有改变以及指诊发现的肿物的形态、大小、部位及颜色外，还可钳取活组织进行病理检查，进一步证实直肠指诊的发现，确诊病变性质。乙状结肠镜可看到 30 厘米肠段的病变，特别是对直肠与乙状结肠交界处肿瘤的观察与活组织检查，是很有价值的检查方法。结肠镜（现有纤维结肠镜和电子结肠镜）检查的观察范围更为纵深，在技术熟练的情况下，约 95% 可插到回盲部，诊断率更高。

（4）X线检查：X线透视和腹部平片对于结肠梗阻有重要诊断意义，梗阻时其近端可见气液平面，并可发现肿瘤阴影等。钡灌肠X线检查可观察胃肠运动功能，正常时钡剂在12~18小时内可达到结肠脾曲部，24~72小时应全部从结肠排出，便秘时排空延迟，对于肠道肿瘤可显示肿瘤在结肠的特异性阴影，肠蠕动波的变化如减弱或消失等。气钡双重造影可使肠内占位性病变、溃疡、憩室等微小病变显示出清晰影像，并可发现病变的部位、分布、活动度、有无内瘘等，对发现和诊断便秘的病因有帮助。X线检查虽然对明确便秘的病因有很大价值，但不能取代乙状结肠镜、结肠镜检查。

（5）B超、CT及核磁共振检查：B超检查可提示胃肠道肿瘤或其他部位肿瘤压迫肠道等情况；CT及核磁共振检查可发现肿瘤的部位、大小，明确病变侵犯肠壁的深度等。

30 便秘患者为什么有时要做大便常规及大便潜血检查？

咨询：我今年52岁，近段时间大便总是像羊粪一样坚硬难解。到医院就诊，医生说便秘患者有时要做大便常规及大便潜血检查，不过我的情况不需要检查，只要调整一下饮食结构就能纠正。请您介绍一下便秘患者为什么有时要做大便常规及大便潜血检查？

解答： 大便常规及大便潜血检查不仅是临床最常用的检查方法，也是便秘患者常规检查的内容，大便常规及大便潜血检查有助于判断便秘的原因。检查时要仔细观察粪便的形状、软硬度、有无脓血和黏液等。在直肠便秘时，由于直肠平滑肌弛缓，排出的粪便多呈块状；而痉挛性结肠便秘时，粪便呈羊粪状；粪便带黏液则可能是结肠炎；镜检发现虫卵可能由寄生虫所致；左半结肠癌和直肠癌，肉眼可见显性血便；右半结肠癌则多有粪便潜血阳性。

不同原因或病变引起的便秘，或不同类型的便秘，其粪便的性状及检查结果各有不同。便秘患者在排便时应注意自己的情况，观察粪便的性状。

（1）习惯性便秘患者：其粪便多呈大段或大块状干燥粪便，或为秘结干燥的粗长条状，或为小丸状如羊粪。有少数习惯性便秘患者的粪便为起初干燥而后溏软，也有的大便并不太坚硬而排出困难。

（2）痉挛性便秘患者：其粪便呈干燥坚硬的颗粒状，状如羊粪或兔粪。

（3）肠梗阻便秘或粪块堵塞性肠梗阻患者：主要表现为不排便、不排气，或由于干燥坚硬的粪块堵塞滞留于肠道，刺激肠黏膜分泌大量黏液，呈黏液便，易误诊为腹泻。

（4）直肠便秘患者：由于直肠功能性改变，如直肠平滑肌弛缓引起的直肠便秘，其粪便多为深褐色大团块状，或粪团块表面附着黏液、血丝。

（5）肠结核（增殖型）患者：此病引起的便秘患者的粪便干硬，常表现为便秘与腹泻交替出现。

（6）肠易激综合征患者：这类患者便秘时粪便也如羊粪状，

但常伴有较多的黏液，或便秘与腹泻交替出现。

（7）直肠癌或其他原因引起的直肠狭窄所致的便秘患者：其粪便条一侧常有沟，或粪便条逐渐变细，粪便条变细为其显著特点。

（8）因痔或肛裂而便秘的患者：其干燥的粪便表面常有鲜血，或排便后肛门滴血，或手纸上沾鲜血等。

（9）粪嵌塞性便秘患者：其特点是肛门经常渗漏出少量粪便，污染内衣裤，便意频、排便次数增多，但每次只能排出少量稀粪（黏液粪），直肠指诊检查可摸到直肠内堵满嵌塞的干燥粪块。

（10）结肠癌患者：癌在结肠内生长的部位不同，其便秘的表现也不尽一样，如右半侧结肠癌常为便秘与腹泻交替出现，而左半侧结肠癌一开始就出现进行性逐渐加重的便秘。

总之，便秘患者的病因及病变部位不同，其粪便的外观性状会有很大变化。因此根据粪便的性状可初步判断引起便秘的原因、便秘的性质以及引起便秘的病变部位等。

31 便秘患者为什么有时要做直肠指诊检查？

咨询： 我今年49岁，近段时间不知为什么，不仅5~7天才排便1次，每次排便还总是像羊粪一样坚硬难解。我知道这是便秘了，到医院就诊，医生说我的情况确实是便秘，不过还需要做直肠指诊检查。我想知道**便秘患者为什么有时要做直肠指诊检查？**

解答： 直肠指诊检查也称肛门指诊检查，是用食指伸进患者的肛门，以检查疾病的一种简便易行的检查方法。检查时患者可以采取膝胸式、左侧卧式和仰卧式体位，检查者右手戴上消毒的手套，食指和患者肛门外部都涂上一些液体石蜡，将食指逐渐插入肛门进行触摸检查。

直肠指诊检查有助于发现肛门与直肠病变引起的便秘原因，如直肠肿块、痔疮、肛裂，或炎症、狭窄、肛门括约肌痉挛或松弛、坚硬的粪块堵塞，以及外来压迫等。一般说来，通过肛门指诊可以发现以下疾病。①通过指诊之前的局部望诊可以明确有无外痔、肛周脓肿、感染、肛裂、肛瘘等。②直肠癌时可触及质硬的肿块，可以造成直肠的狭窄，有时可有触痛及出血。③转移癌，腹腔内恶性肿瘤，如胃癌等的癌细胞可以脱落并到达腹腔的最低点子宫直肠窝或膀胱直肠窝内，在这里生长形成转移癌，这时可以在该处触到质地坚硬的块状物。④通过肛门指诊可以发现女性有无子宫后倾、子宫颈肿瘤、附件肿瘤或炎症；可以发现男性有无前列腺肥大或前列腺癌。⑤肛门指诊在某些急腹症中有特殊意义，例如由于阑尾炎的位置变异较大，有时伸向盆腔，这种位置的急性阑尾炎可在直肠右前方处有压痛。⑥通过肛门指诊还可以了解大便的性状。直肠癌或内痔出血时可见指套上染有鲜血。有些便秘患者可在直肠内触到坚硬的粪块，可用手指将其挖出，起到治疗的作用。对于腹泻患者，要注意指套上带出粪便的颜色，有无血液、黏液或脓液，必要时可将指套上的粪便进行化验检查。

32 便秘患者为什么有时要做肠镜检查？

咨询：我患便秘已经 3 年有余，近段时间不仅便秘明显加重，排便时还带有鲜血。到医院就诊，医生给我做了直肠指诊检查，并没有发现什么异常，建议我再做肠镜检查。我知道肠镜检查痛苦，实在不想做，麻烦您讲一讲便秘患者为什么有时要做肠镜检查？

解答：医生让您再做一下肠镜检查是必要的，因为排便时带有鲜血说明肠道确实有问题。常用的肠镜检查有直肠镜检查、乙状结肠镜检查以及纤维结肠镜、电子结肠镜检查等。直肠和乙状结肠是消化道的末端，也是息肉、溃疡、恶性肿瘤的好发部位，通过肠镜检查可以找出肠道有无息肉、溃疡、肿瘤、炎症等，明确便秘的原因，防止出现误诊误治。

直肠腺瘤性息肉又是癌前的前期病变，家族性多发性息肉也常易癌变，甚至有多处癌变，癌变率可高达 15%~60%，溃疡性结肠炎也是比较常见的癌变诱因。消化道恶性肿瘤发生在直肠和乙状结肠连接处的最多，占全身恶性肿瘤的 15% 左右，占肠癌的 75% 左右，其中约一半发生在直肠。而发生在直肠和乙状结肠的恶性肿瘤患者往往先有大便习惯的改变（如便秘）和便血，常易被误诊为痢疾和痔疮等，给患者带来严重的后果，而明确其原因最重要的方法就是肠镜检查。因此，凡是怀疑为直肠和乙状结肠病变的便秘患者都应及时进行肠镜检查，特别是怀疑有直肠和结肠恶性肿瘤或临床出现直肠乙状结肠刺激症状（如排便习惯的改变、便血、黏液便、粪条变细等）时，都应及时进行直肠镜和乙状结肠镜、结肠镜检查。

肠镜检查一般在指诊后进行，除了可直接观察肠黏膜是否有改变以及指诊发现的肿物的形态、大小、部位及颜色外，还可以直接观察肠黏膜是否存在病变，并可做活组织检查以明确病变的性质。直肠镜可看到肛门直肠部位的病变，乙状结肠镜可看到 30 厘米肠段的病变，特别是对直肠与乙状结肠交界处肿瘤的观察与活组织检查，是很有价值的检查方法。纤维和电子结肠镜检查的观察范围更为纵深，在技术熟练的情况下，约95% 可插到回盲部，诊断率更高。当然，上述检查也不是对任何人或任何时候都适用，如遇有直肠或乙状结肠远端狭窄，内镜不能通过时，就不能强行插入；当患者有腹膜刺激症状，不能耐受检查时，也不要强行检查；对于同时患有各种急性感染性疾病，近期发生的心肌梗死、急性腰背部损伤或下肢扭伤，以及行经期妇女等，则要延期检查；对于有出血倾向或凝血功能障碍的患者，不应取组织进行活组织检查。

33 如何正确诊断便秘？

咨询： 我今年 41 岁，近两个月来不仅 1 周左右才排便 1 次，每次排便还总是像羊粪一样坚硬难解。我知道这是便秘了，去找医生开药，医生说便秘的原因比较复杂，不能单凭症状用药，首先要明确便秘的诊断。我想了解一下如何正确诊断便秘？

解答： 便秘的诊断主要应根据患者的主观症状，可通过问诊获得，并结合客观检查而明确之。根据排便次数减少、粪便量少质硬、排便后没有满意的舒快感等表现，便秘的诊断并不困难，重要的是详细询问病史、结合辅助检查，以找出便秘发病原因。

（1）症状：发病多与不良的饮食习惯、不良的排便习惯、坐卧少动、年老体弱、精神紧张诸因素有关。主要表现为排便次数减少，排便周期延长；或粪质坚硬，便下困难；或排出无力，出而不畅。常兼有腹胀、腹痛、食欲不振、头晕、口臭、肛裂、痔疮、排便带血，以及汗出气短、烦躁不安等。

（2）体征：便秘一般无特殊体征。非特征性体征如腹部检查可触到包块，包块可能是充气或痉挛的肠袢，亦可能是腹腔内肿瘤或炎性包块。

（3）辅助检查：有助于找出引发便秘的原因，常用的辅助检查有直肠指诊、内镜检查、胃肠钡餐检查等。

直肠指诊：能发现直肠癌、炎症性狭窄、坚硬肿块填塞、外来压迫等，对排便困难的老、弱患者能发现肛门括约肌松弛、直肠扩大，并充满粪团。

内镜检查：包括直肠镜检查、乙状结肠镜检查以及结肠镜检查等，通过内镜检查能证实直肠指诊的结果，直接观察到肠黏膜的状态，发现肠道炎症、肿瘤、狭窄等，并可做活体组织检查以明确肠道病变的性质。

胃肠钡餐检查：对于了解胃肠运动功能有参考价值，正常时钡剂在 12~18 小时内可到达结肠脾曲，24~72 小时内应全部从结肠排出，便秘时可有排空延迟。在肠道阻塞和狭窄引起便秘的情况下，胃肠钡餐检查不仅能了解其病变的部位和程度，而且有利于炎症和肿瘤的鉴别诊断；在功能性便秘时（如痉挛性便秘），钡剂灌肠 X 线检查可见结肠痉挛性收缩、结肠袋增多、边缘整齐等表现；老弱便秘患者因结肠、直肠平滑肌张力不足而发生便秘时，钡剂灌肠 X 线检查可见直肠和结肠扩张、肠袋切迹变浅、动力减弱等。

34 治疗便秘总的原则是什么？

咨询： 我以前每日排便1次，不干不稀，成条状，近段时间不仅3~5天才排便1次，大便还总是坚硬难解。我知道这是便秘，本以为服用通便药就可以了，但又听说治疗便秘并不是单纯服用通便药那么简单，是有一定原则的。我要问的是**治疗便秘总的原则是什么？**

解答： 便秘是人们生活中最常遇到的一个问题，是看似简单而实际上比较复杂、既使人痛苦而又令人尴尬的事情。正像您听说的那样，治疗便秘确实并不是单纯服用通便药那么简单，是有一定原则的。治疗便秘总的原则是消除病因、防微杜渐、耐心调治、不滥用药、不轻易采用灌肠通便法。

（1）消除病因：便秘作为临床常见的一个症状，是人体发生病理生理改变的信号和反映。无论是器质性便秘，还是功能性便秘，其引起的原因十分复杂，因此治疗便秘应该像治疗其他任何疾病一样，对便秘的治疗必须首先查明原因，针对病因治疗是治疗便秘的根本原则。就器质性便秘来说，比如由痔疮引起的便秘，必须采取有效的措施治疗痔疮，痔疮好了，便秘自然也就纠正了；再比如对增生型肠结核引起的便秘，必须采取系统的抗结核治疗乃至手术治疗，才能取得良好的效果等。功能性便秘的治疗也是如此，比如由于不良的生活习惯引起的习惯性便秘，必须从改变不良的生活习惯入手，如改变食物过于精细、饮水少，或不按时排便等不良的习惯，这对于治疗习惯性便秘至关重要。因此，患便秘的人必须首先到医院检查，找出便秘的原因，采取病因治疗，不要盲目地仅仅用通便药对症治疗。

（2）防微杜渐：即强调早期发现，早期治疗，即使是轻微的便秘也不要忽视，应查明原因，采取积极有效的治疗措施予以纠正。否则，久而久之，便秘会越来越重，等到发生严重便秘带来痛苦时，再治疗就不容易了。

（3）耐心调治：有些功能便秘，如习惯性便秘或顽固性便秘，治疗起来十分棘手，患者一定要与医生密切配合，制定系统的综合治疗计划，包括生活起居、饮食疗法、运动锻炼、良好的排便习惯的培养，以及药物配合治疗等，进行系统的、有计划的耐心治疗，方能取得满意的疗效。患者千万不要着急，往往越焦虑、忧郁、着急，便秘越严重，治疗效果越差。

（4）不滥用药：治疗便秘尤其应注意不能滥用"泻药"、润肠通便药。有相当一部分便秘患者不经医生指导，随便滥用所谓"泻药"、润肠通便药，久而久之，造成胃肠功能更加紊乱，肠道蠕动功能障碍。这样不仅容易加重便秘，还容易形成对"泻药"、润肠通便药的依赖性。

（5）不轻易采用灌肠通便法：对便秘患者，切记不要轻易采用灌肠通便法治疗，凡用灌肠通便法时，必须选择好适应证。一般来说，只对那些重症便秘，经一般治疗方法治疗无效而又十分痛苦的患者，才选用灌肠通便对症治疗。

35 怎样用酚酞片治疗便秘?

咨询： 我今年 57 岁，近段时间不仅 5~7 天才排便 1 次，大便还总是像羊粪一样坚硬难解。我知道这是患了便秘，到药店购买通便药，药师让我服用酚酞片。听说酚酞片是治疗便秘的良药，但也不宜多服、久服，麻烦您告诉我怎样用酚酞片治疗便秘?

解答： 正像您听说的那样，酚酞片确实是治疗便秘的良药，但也不宜多服、久服。

酚酞片又称果导片，是治疗习惯性、顽固性便秘最常用的药物之一。酚酞片的主要成分是酚酞，主要作用于结肠，口服后在小肠碱性肠液的作用下慢慢分解，形成可溶性钠盐，从而刺激肠壁神经丛，直接作用于肠道平滑肌，使肠蠕动增加，同时又能抑制肠道内水分的吸收，使水和电解质在结肠蓄积，产生缓泻作用，其作用缓和，很少引起肠道痉挛。

酚酞片用于治疗习惯性、顽固性便秘，通常成人每次 50~200 毫克，晚上睡前服用，用量根据患者情况而增减。由酚酞引起的过敏反应临床上罕见，偶能引起皮炎、药疹、瘙痒、灼痛及肠炎、出血倾向等。应当注意的是，阑尾炎、直肠出血未明确诊断、充血性心力衰竭、高血压、粪块阻塞、肠梗阻者禁用，哺乳期妇女禁用，孕妇慎用，长期应用酚酞可引起对药物的依赖性。长期服用酚酞片可使血糖升高、血钾降低，造成电解质紊乱，诱发心律失常、神志不清、肌肉痉挛以及倦怠无力等。

36 乳果糖口服液是一种什么药？

咨询：我今年62岁，患便秘已有一段时间了，每次排便都很痛苦，曾服用过酚酞片、麻仁润肠丸，开始效果还不错，不过随着时间的推移，效果变得越来越差。到医院咨询，医生让我换用乳果糖口服液试一试，麻烦您讲一讲乳果糖口服液是一种什么药？

解答：这里首先告诉您，治疗便秘首先应消除引发便秘的原因，改变不良的生活习惯，从改变饮食结构、加强运动锻炼、保持良好的排便习惯等方面进行自我调养，尽量不用通便药，更不能滥用通便药。酚酞片、麻仁润肠丸都具有很好的通便作用，是治疗便秘常用的药物，不过不能长服、久服，用的时间久了，容易产生耐药性。

您患便秘已经有一段时间了，服用酚酞片、麻仁润肠丸，开始效果还不错，随着时间的推移效果变差了，医生让您换用乳果糖口服液试一试完全可以。下面给您介绍乳果糖口服液的作用用途、用法用量以及不良反应等。

乳果糖口服液的主要成分是乳果糖，为缓泻类非处方药。乳果糖在结肠中被消化道菌群转化成低分子量有机酸，导致肠道内pH下降，并通过保留水分增加粪便体积，上述作用刺激结肠蠕动，保持大便通畅，缓解便秘，同时恢复结肠的生理节律。在肝性脑病、肝昏迷和昏迷前期，上述作用促进肠道嗜酸菌（如乳酸杆菌）的生长，抑制蛋白分解菌，使氨转变为离子状态，通过降低 pH，发挥渗透效应，并改善细菌氨代谢，从而发挥导泻作用。

乳果糖口服液能够调节结肠的生理节律，具有良好的通便作用，主要用于治疗便秘，同时还用于治疗和预防肝昏迷或昏迷前状态。乳果糖口服液的每日剂量可根据个人需要进行调节，治疗便秘或临床需要保持软便的情况，成人起始剂量为每日 30 毫升，维持剂量为每日 10~25 毫升。治疗几天后，可根据患者情况酌情减少用量。乳果糖口服液宜在早餐时一次服用，根据乳果糖的作用机制，一至两天可取得临床效果，如两天后仍未有明显效果，可考虑加大剂量。用于治疗肝昏迷或昏迷前期，其起始剂量为 30~50 毫升，每日 3 次，维持剂量应调至每日最多 2~3 次软便，大便 pH 保持在 5.0~5.5。

应当注意的是，对乳果糖过敏者、半乳糖血症患者，以及肠梗阻、急性腹痛患者禁用，同时不宜与其他导泻剂同时使用。应用乳果糖口服液治疗初始几天可能会有腹胀，通常继续治疗即可消失，当剂量高于推荐治疗剂量时，可能会出现腹痛、腹泻，此时应减少使用剂量，如果长期大剂量服用，患者可能会因腹泻出现电解质紊乱。乳果糖口服液作为非处方药，如果在治疗两三天后便秘症状无改善或反复出现，请向医师或药师咨询，切不可自作主张长期服用。

37 普通人怎样有效预防便秘?

咨询： 我们单位的宋大姐患有习惯性便秘，近段时间需借助肛门内注入开塞露才能排便，痛苦极了。我姑父患便秘已多年，每次排便都很困难，为了保持大便顺畅，经常吃通便药。我平时大便偏干，很担心患上便秘，请您介绍一下普通人怎样有效预防便秘?

解答： 便秘是临床常见的一个症状，便秘的危害不仅仅是引发身体诸多不适，更严重的是还会加重机体原有的病情，引发脑出血、心肌梗死、肠梗阻、大肠癌、痔疮等疾病，严重影响着人们的工作、学习和生活，危害人们的健康。因此，除了选取恰当的措施治疗便秘之外，采取积极主动的预防措施以预防便秘的发生是十分必要的。

就普通人来说，纠正不合理的饮食习惯，合理安排生活和工作，养成良好的排便习惯，积极参加运动锻炼，及时治疗有关的疾病，是预防便秘发生的重要方法。正确对待、及时治疗便秘，则是提高便秘患者健康水平的主要措施。

（1）纠正不合理的饮食习惯：不良的饮食习惯，如食物过于精细、过食辛辣食物、缺少必要的食物纤维素摄入、过分少食或偏食等，特别容易造成便秘，要预防便秘的发生，必须讲究合理饮食，科学进餐。膳食要均衡，通过饮食摄入的各种营养素的比例要恰当。米和面等粮食制品、鱼肉类食品、蛋类食品、奶制品、豆制品、蔬菜、水果、植物油等都应该按量食用，任何一种食品都不能吃得过多或过少，饮食品种要多样化，不能偏食、挑食，不要过多食用辛辣之品，要适当多吃一些蔬菜、水果以及红薯、玉米等含纤维素较多的食品。

（2）合理安排生活和工作：要注意起居调摄，合理安排生活和工作，做到生活有规律，每天按时睡觉，按时起床，按时用餐，养成有节奏、有规律的生活习惯，切忌熬夜、不按时进食。要做到劳逸结合，积极参加体育锻炼，特别是腹肌和盆底肌的锻炼有利于排便功能的改善。体育锻炼贵在坚持，要有恒心，只有坚持不懈，持之以恒，才能有所收获，否则半途而废，将会前功尽弃。过度紧张、精神压抑、心情不好等都容易引发便秘，所以在日常生活中还应注意避免过度精神紧张和劳累，尽量使自己的身心放松，创造和谐的气氛、愉悦的心情，保持心情舒畅。

（3）养成良好的排便习惯：最好每日定时排便（如晨起后排便），建立良好的排便习惯和规律，并长期坚持，这样可逐渐形成特有的动力定型和条件反射，以预防便秘发生。应注意避免抑制便意和破坏正常的排便习惯。

（4）积极参加运动锻炼：一个健康的人，首先要有健康的体魄，并保持心理的平衡，而运动便是人类亘古不变的健康法宝。生命在于运动，坚持适宜的运动锻炼能强身健体，延年益寿，调整脏腑功能，调养疾病，恢复机体的各种正常功能。可根据自己的具体情况选择打球、跑步、跳绳、祛病延年二十式、太极拳、广播操、仰卧起坐等有助于保持大便通畅的运动项目进行锻炼。坚持运动锻炼不仅能预防便秘发生，也是自我调养便秘的好办法。

（5）及时治疗有关的疾病：及时治疗肛裂、肛周感染、溃疡性结肠炎、直肠炎、子宫附件炎等易引发便秘的疾病，以消除其以反射方式增加便秘的不良影响。对因服用某些药物而致便秘者应停服相应的药物。

38 怎样预防老年人便秘？

咨询：我的邻居张大爷、李老师都患有习惯性便秘，每次排便都很困难，严重时需要肛门内注入开塞露才能排便，个别时候甚至还需要用手掏大便。我知道老年人容易患便秘，所以担心我父亲也患上便秘，我想了解一下怎样预防老年人便秘？

解答：这里首先告诉您，老年人确实容易患便秘，预防便秘对老年人来说十分必要。《中国慢性便秘专家共识意见（2019）》显示，便秘的患病率随年龄的增加而上升，70岁以上人群慢性便秘的患病率达23%，80岁以上可达38%。便秘不仅给老年人带来痛苦，对于患有高血压、冠心病、脑动脉硬化等老年病的老年人来说，有时由于便秘可诱发诸多并发症，甚至危及生命，因此高度重视预防老年人便秘，使之保持大便通畅，是老年人保健防病、延年益寿的要诀。预防老年人便秘，应从调整饮食结构、坚持适宜的运动锻炼、养成定时排大便的习惯、保持心情舒畅、避免滥用泻药等方面入手。

（1）调整饮食结构：饮食不节或不良的饮食习惯，如食物过于精细、缺少含纤维素的食物等，是造成老年人便秘的主要因素之一。因此老年人应适当多吃些含粗纤维的食物，如各种新鲜蔬菜、水果、五谷杂粮、豆类食品等，特别是含植物纤维较多的绿叶蔬菜，如芹菜、菠菜、油菜、大白菜等，可以增加食物残渣，并刺激肠道蠕动，促进排便。老年人尤其应注意不要过食辛辣燥热的食物，如辣椒、胡椒，因为这些饮食易伤津耗液，滋生积热，造成便秘。俗话说"老人多吃粥，多福又多寿"，粥食不仅易于消化，而且能补充更多的水分，特别是一些菜粥更适宜老年人食用，既能保证营养、水分，又可增加食物的纤维素，以预防便秘。

（2）坚持适宜的运动锻炼：老年人宜增加各种户外活动，坚持适宜的运动锻炼。久坐少动、喜静善卧是一些老年人的不良习惯，也是老年人体力逐渐下降，引起排便困难的重要因素之一。坚持体力活动，特别是户外活动和适宜的体育锻炼，如慢跑、快走、散步、打太极拳等，不仅能增强体质，还能使腹壁、膈肌、盆腔肌、肛提肌等排便肌群得到锻炼而增加肌力，从而减少老年人排便困难的情况，预防便秘。

（3）养成定时排便的习惯：最好每日定时排便（如晨起后排便），建立良好的排便习惯和规律，并长期坚持，这样可逐渐形成特有的动力定型和条件反射，以预防便秘发生。一有便意就应去厕所排便，无论如何不能忽视便意或抑制便意，切勿破坏正常的排便习惯。若经常忽视便意或因某种因素而强忍不便，久而久之会影响排便反射的形成而发生习惯性便秘。

（4）保持心情舒畅：由于老年人神经系统功能减退，或多有精神障碍、情志抑郁焦虑等，多有排便反射迟钝，易于忽视便意。因此，调节老年人的生活方式，注意精神心理卫生，调畅情志，克服抑郁、焦虑，保持精神愉快，心情舒畅，对预防老年人便秘也大有好处。

（5）避免滥用泻药：老年人的特点决定了其易出现便秘，发生便秘后应尽可能通过饮食调理、情志调节、运动锻炼、自我按摩等方法进行调治，不要一出现便秘就自行滥用泻药，当然，根据情况适当应用药物帮助通便以解除痛苦也是必要的。用泻药时要根据便秘的原因、程度和时间的长短，在医生的指导下用药，自己不要滥用泻药，更不要养成依赖泻药通便的习惯。老年人胃肠功能降低，滥用泻药或依赖性地长期用泻药，会导致胃肠功能紊乱，致使便秘愈加严重。

39 怎样预防妊娠后期便秘？

咨询： 我已怀孕3个月，自从怀孕以后，特别关注有关孕妇的自我保健知识，从报纸上看到妊娠后期容易出现便秘，我很担心自己患上便秘，害怕便秘对身体造成伤害，影响胎儿的正常发育，准备采取适当的措施进行预防。麻烦您告诉我**怎样预防妊娠后期便秘？**

解答： 妊娠后期妇女很容易发生便秘，便秘会给孕妇带来很大的痛苦，对胎儿也有不良影响，因此，预防妊娠后期便秘是不可忽视的。要预防妊娠后期便秘，应注意以下几点。

（1）注意妊娠期保健，定期到医院检查，发现胎位不正时及时纠正。因为胎位不正容易造成下腔静脉受压，静脉回流受阻，直肠下段及肛管静脉淤血、扩张、弯曲而易于发生痔疮，痔疮发生后更易引起便秘。

（2）注意饮食调理，不要只考虑营养丰富而饮食过于精细，不宜过食辛辣食物。应多吃些新鲜绿叶蔬菜和水果，以增加纤维素摄入，适当多吃些蜂蜜、黑芝麻、核桃仁等具有润肠通便作用的食物，以预防便秘。

（3）有相当一部分孕妇在妊娠后期缺少运动，这不仅易于出现便秘，也不利于正常生产。妊娠后期妇女应进行力所能及的运动锻炼，如适当做些家务、散步等，避免久站、久坐、久卧等。运动有助于促进胃肠蠕动，不仅可预防便秘，对保持正常生产也大有好处。

（4）患有痔疮者每天应用温水洗浴，改善肛门局部血液循环，并保持肛门部清洁以预防感染，若有必要还可应用痔疮膏、痔疮栓进行调治，否则可因痔疮排便时疼痛反射性影响排便而加重便秘。

40 糖尿病患者怎样预防便秘？

咨询：我今年46岁，平时能吃能睡，身体并没有什么不舒服的感觉，单位体检时发现我血糖偏高，后来确诊为糖尿病。服药治疗后我的血糖控制得比较满意，听病友说糖尿病很容易引发便秘，需要注意预防。我想知道**糖尿病患者怎样预防便秘？**

解答：糖尿病患者由于饮食减少、内分泌失调、自主神经功能紊乱等原因，确实很容易出现便秘，便秘给糖尿病患者带来痛苦，还影响糖尿病的治疗和康复，所以糖尿病患者注意预防便秘很有必要。糖尿病患者要预防便秘的发生，应注意适当进行体育锻炼、合理的饮食结构和避免精神刺激。

（1）适当进行体育锻炼：适当的体育锻炼能增加胃肠蠕动，是预防便秘发生的好办法。有相当一部分糖尿病患者怕参加体育锻炼会增加饭量，加重病情。因此不敢或很少参加体育锻炼，从而造成胃肠蠕动缓慢而便秘。适当的体育锻炼可增强体质，调节神经系统功能，预防自主神经功能紊乱，增强胃肠蠕动，有利于正常排便和预防便秘发生。同时适当的体育锻炼还可改善糖原氧化代谢，使肌肉组织中的葡萄糖充分利用，促进血液中的葡萄糖迅速到达肌肉组织，使血糖降低。因此，目前世界各国公认体育锻炼是治疗糖尿病的一项重要措施。除糖尿病酮症、感染、活动型肺结核等以外，一般轻、中型患者均可在医生指导下开展适当的体育锻炼，如散步、慢跑、骑自行车、打太极拳、做保健操等，这对治疗糖尿病和预防糖尿病患者出现便秘均有良好效果。当然，患者应定期检查血糖、尿糖等，随时关注自身的反应，及时掌握和调节运动量。

（2）合理的饮食结构：多吃富含纤维素的饮食，有利于正常排便。纤维素可降低血糖、血脂，同时能促进肠蠕动，缩短肠内容物通过肠道的时间，防止便秘。所以糖尿病患者进食高纤维素饮食是有特殊意义的。如宜多吃野山菜、大白菜、黄瓜、苦瓜、芹菜、菠菜、洋葱、西红柿等各种新鲜蔬菜，也可适当吃些鲜桃、鸭梨、猕猴桃等水果，吃水果时最好洗净带皮吃。另外，像黄豆芽、绿豆芽等既含纤维素又含较多维生素的蔬菜，更应多吃。同时还应注意少食温热辛辣之品，戒除吸烟、饮酒。

（3）避免精神刺激：防止精神紧张，有助于改善神经系统功能，防止自主神经功能紊乱，对预防便秘也大有好处。糖尿病患者便秘的一个重要原因，是由于自主神经功能紊乱，使胃肠运动和分泌功能失调所致。因此要避免长期精神紧张、过度思虑等，以防糖尿病的发展和便秘的发生。

第二章
中医治疗便秘

　　提起中医，大家会想到阴阳、五行、舌苔、脉象等，认为中医知识深奥难懂，对疾病的认识与西医不同。本章采取通俗易懂的语言，讲解了中医是怎样认识便秘的、便秘的中医分型，以及中医治疗便秘常用的方药、方法等，以便让大家了解一些中医防治便秘的知识，合理选择中医治疗便秘的药物和方法。

01 中医是如何认识便秘的病因病机的？

咨询： 我今年52岁，患便秘已有很长一段时间，正在服用中成药麻仁润肠丸治疗。我知道中医和西医有着不同的理论体系，中医对便秘的发病机制有独特的认识，我想了解一些这方面的知识，请您介绍一下<u>中医是如何认识便秘的病因病机的？</u>

解答： 确实像您所知道的那样，中医和西医有着不同的理论体系，中医对便秘的发病机制有独特的认识。

中医药治疗便秘历史悠久，理论丰富，方法独特。早在《黄帝内经》中已认识到便秘与脾胃受寒、肠中有热等有关。如《素问·厥论》中说："太阴之厥，则腹满膜胀，后不利。"《素问·举痛论》中也说："热气留于小肠，肠中痛，瘅热焦渴，则坚干不得出，故痛而闭不通矣。"时至医圣张仲景，对便秘已有了较全面的认识，提出了寒、热、虚、实不同的发病机制，设立了承气汤的苦寒泻下、大黄附子汤的温里泻下、麻子仁丸的养阴润下、厚朴三物汤的理气通下以及蜜煎导诸法，为后世医家认识和治疗便秘确立了基本原则，其中有的方药至今仍为临床治疗便秘所常用。《医学心悟·大便不通》将便秘分为"实闭、虚闭、热闭、冷闭"四种类型，并分别列出各类的症状、治法及方药，对临证有一定的参考价值。随着医学科学的发展，中医对便秘研究的不断深入，现今，便秘的病因病机学说日益成熟，治疗原则逐渐趋于一致，临床疗效不断提高。

便秘的病位在大肠，系大肠传导失常所致，但常与脾胃肺肝肾等脏腑功能失调有关。引发便秘的原因是多种多样的，外感寒热之邪、内伤饮食、情志失调、阴阳气血不足等皆可形成便秘，而且各种原因又常相兼为病，使发病之因复杂多变。便秘的发病机制总以虚实为纲，实者在于邪滞胃肠，壅塞不通；虚者在于肠失温润，推动无力，同时虚实之间又常转化，可由实转虚，可因虚致实，还可虚实夹杂。

（1）肠胃积热：素体阳盛，或热病之后余热留恋，或肺热肺燥下移大肠，或过食醇酒厚味，或过食辛辣，或过服热药，均可致肠胃积热，耗伤津液，肠道干涩，粪质干燥，难于排出，即所谓"热秘"。如《景岳全书·秘结》中所说："阳结证，必因邪火有余，以致津液干燥"。

（2）气机郁滞：忧愁思虑，脾伤气结；或抑郁恼怒，肝郁气滞；或久坐少动，气机不利，均可导致腑气郁滞，通降失常，传导失职，糟粕内停，不得下行，或欲便不出，或出而不畅，或大便干结而成气秘。如《金匮翼·便秘》说："气秘者，气内滞，而物不行也。"

（3）阴寒积滞：恣食生冷，凝滞胃肠；或外感寒邪，积聚肠胃；或过服寒凉，阴寒内结，均可导致阴寒内盛，凝滞胃肠，失于传导，糟粕不行而成冷秘。正如《金匮翼·便秘》说："冷秘者，寒冷之气，横于肠胃，凝阴固结，阳气不行，津液不通。"

（4）气虚阳衰：饮食劳倦，脾胃受损；或素体虚弱，阳气不足；或年老体弱，气虚阳衰；或久病产后，正气未复；或过食生冷，损伤阳气；或苦寒攻伐，伤阳耗气，均可导致气虚阳衰，气虚则大肠传导无力，阳虚则肠道失于温煦，阴寒内结，导致便下无力，大便艰涩。如《景岳全书·秘结》说："凡下焦阳虚，则阳气不行，阳气不行，则不能传送，而阴凝于下，此阳虚而阴结也。"

（5）阴亏血少：素体阴虚，津亏血少；或病后产后，阴血虚少；或失血夺汗，伤津亡血；或年高体弱，阴血亏虚；或辛香燥热，损耗阴血，均可导致阴亏血少，血虚则大肠不荣，阴亏则大肠干涩，致使大便干结，便下困难。如《医宗必读·大便不通》中说："更有老年津液干枯，妇人产后亡血，及发汗利小便，病后血气未复，皆能秘结。"

概括起来，便秘的直接原因不外热、实、冷、虚四种，胃肠积热者发为热秘，气机郁滞者发为实秘，阴寒积滞者发为冷秘，气血阴阳不足则发为虚秘。而且四种便秘常有相兼或演变，如邪热蕴积与气机郁滞并存，阴寒积滞与阳气虚衰同在，气机郁滞日久化热可导致热结，热结日久耗伤阴津可导致阴虚等。

02 中医通常将便秘分为几种证型？

咨询： 我以前每日排便1次，不干不稀，成条状，近段时间不知为什么，不仅1周左右才排便1次，大便还总是坚硬难解。我知道这是便秘，听说中医将便秘分为若干型，按不同证型选用相应的中药治疗，效果很好，我想了解一下<u>中医通常将便秘分为几种证型？</u>

解答： 您问的这个问题有很多便秘患者都问过，中医学的特色就是整体观念和辨证论治，中医治疗便秘是根据不同患者的不同病情，也就是不同的分型来辨证治疗的，的确效果很好。

便秘在临床上有各种不同的表现，或大便次数减少，常三五日、七八日大便1次，甚则更长时间，多数粪质干硬，排出困难，且伴有腹胀、腹痛、头晕、头胀、嗳气食少、心烦失眠等；或排便次数不减，但粪质干燥坚硬，排出困难，常由于排便努挣导致肛裂、便血，日久引起痔疮等；或粪质并不干硬，也有便意，但排便不畅，排出无力，排便时间延长，常出现努挣汗出、乏力气短、心悸头晕等症状。

尽管便秘的表现形式是多种多样的，但根据其症状特点和发病机制的不同，可归纳为实秘和虚秘两大类。在实秘中有肠胃积热、气机郁滞、阴寒积滞三种基本证型，在虚秘中则有气虚、血虚、阴虚、阳虚四种基本证型，不过各证型间是相互联系的，可单独出现，亦可合并相兼出现。

（1）肠胃积热型：大便干结，腹胀腹痛，面红身热，口干口臭，心烦不安，小便短赤，舌质红，苔黄燥，脉滑数。

（2）气机郁滞型：大便干结，或不甚干结，欲便不得出，或便而不爽，肠鸣矢气，腹中胀痛，胸胁满闷，嗳气频作，食少纳呆，舌质暗淡，舌苔薄腻，脉弦或弦滑。

（3）阴寒积滞型：大便艰涩，腹痛拘急，胀满拒按，胁下偏痛，手足不温，呃逆呕吐，舌质淡，苔白腻，脉弦紧。

（4）气虚型：粪质并不干硬，虽有便意，但临厕努挣乏力，便难排出，汗出气短，便后乏力，面白神疲，肢倦懒言，舌质淡，苔薄白，脉细弱。

（5）血虚型：大便干结，面色少华，心悸气短，失眠多梦，健忘，口唇色淡，舌质淡，苔薄白，脉细弱。

（6）阴虚型：大便干结，如羊粪状，形体消瘦，头晕耳鸣，两颧红赤，心烦失眠，潮热盗汗，腰膝酸软，舌质红，苔薄少，脉细数。

（7）阳虚型：大便干或不干，排出困难，小便清长，面色㿠白，四肢不温，腹中冷痛，得热则减，腰膝冷痛，舌质淡，苔薄白，脉沉迟。

03 什么是"阳结"和"阴结"？

咨询： 我患便秘已有一段时间了，曾服用过酚酞片、乳果糖口服液等，效果都不太好。听说服用中药汤剂效果很好，我又看了中医，医生说我的便秘属于阳结，他说还有阴结，不过具体什么是阳结、什么是阴结他没有说清楚。我要问的是<u>什么是"阳结"和"阴结"？</u>

解答： 用酚酞片、乳果糖口服液等西药治疗便秘，服药时常常腹泻，停药后便秘又容易反复，相比之下，根据病情的不同选用中药汤剂不仅没有明显的不良反应，效果也很好。至于"阳结"和"阴结"，都是中医对便秘的称谓，下面简单介绍一下。

中医诊病强调"察色按脉，先别阴阳"，所以通常把便秘首先分为"阳结"和"阴结"两大类。正像中医把水肿分为"阳水"和"阴水"，把黄疸分为"阳黄"和"阴黄"一样，都是根据阴阳的不同状况以及正虚和邪实的不同而分的。中医关于便秘一证，有虚秘、实秘、气秘、风秘、冷秘、寒秘、湿热秘、热秘等不同名称，归纳起来不外乎虚、实、寒、热、缓、急。在此基础上再加以概括，便分为阴结和阳结。

凡是由于实热内结，气滞不行，导致大肠失运而成便秘者，即实证和热证便秘，统称之为阳结。如胃肠燥热，热伤津液，肠失濡润，以致大便秘结，属阳结。临床表现为大便干燥秘结，面红身热，心烦口苦，口干口臭，小便黄赤，脘腹胀满，查其舌质红，苔黄燥，脉滑数。另外，由于情志不畅，肝气郁结，气滞不行，以致肠失传导而出现的便秘，也属于阳结之范畴。

凡是由于气虚、阳虚，导致大肠运动无力，以及阴虚、血少，肠道失于濡润而发生的便秘者，即虚证与寒证便秘，统称为阴结。如产后气血不足发生的便秘，中医称产后便秘，即属于阴结。阴结者临床表现为大便秘结，面色无华，少气懒言，头晕心悸，口唇色淡，查舌质淡，苔薄白，脉沉细而弱。另外，老年人肾阳不足，温煦失权，寒凝胃肠，肠失传导所致的便秘，也属于阴结的范畴。

明代医学家张景岳说："盖阳结者，邪有余，宜攻宜泻者也；阴结者，正不足，宜补宜滋者也。"区别阳结和阴结的目的，是为了首先把握便秘的性质以及人体正气的强弱，以决定治疗法则。

04 什么是"实秘"和"虚秘"？

咨询： 我患有顽固性便秘，一直用西药治疗，效果并不太好。听病友说中医治疗顽固性便秘效果很好，于是我又去看了中医，医生说我的情况属于实秘，他说不仅有实秘还有虚秘，治疗方法是不一样的，不过什么是实秘和虚秘他没有说。我想知道什么是"实秘"和"虚秘"？

解答： 中医与西医有着不同的理论体系，认识疾病的方法不太一样。根据便秘的症状特点和发病机制的不同，中医学通常将其归纳为实秘和虚秘两大类。

所谓实秘，是实证便秘的简称。由于外感热病，热盛伤阴；或燥热内结，阴亏液竭；或肝火旺盛，火热伤阴等造成的肠液枯燥而便秘者，都属于实秘。由于七情所伤，肝郁气滞，或瘀血内结，或寒实内结，或痰热阻肺、肺气不降等，造成大肠气机不利，运行障碍，传导失职而形成的便秘，也属于实秘。实秘者多见于西医学所谓的急性便秘或一时性肠蠕动功能失调而便秘者。将实秘归纳起来，包括热秘、气秘（气滞郁结便秘）、冷秘（寒实内结便秘）、湿热秘、痰秘等。实秘有两个共同特点，即患者正气不虚（体质多较壮实）和脉象为实脉，按之有力，如热秘者脉数有力，冷秘者脉沉实有力，气秘者脉弦，湿热秘者脉滑数，痰秘者脉弦滑等。

虚秘是虚证便秘的简称，凡正气虚弱而便秘者，即为虚秘。人体之正气，决定于气、血、阴、阳、津、液、精及五脏六腑之功能，气虚则大肠不运，血虚则大肠失养，阴虚则大肠干燥，阳虚则大肠失于温煦，津亏液少则肠燥，精亏则血少、五脏六腑功能虚弱致肠失传导，以上均可引起便秘。将虚秘归纳起来，包括气虚便秘、血虚便秘、气血两虚便秘、阴虚便秘、气阴两虚便秘、阳虚便秘等。虚秘的共同特点是便秘伴有气虚（乏力、腹胀、舌淡、脉弱等）、血虚（面白、唇淡、舌淡、脉细等）、阴虚（五心烦热、口干舌燥、舌质红、脉细数等）、阳虚（怕冷、手足发凉、舌质淡、脉沉弱等）等全身症状。

05 什么是"热秘"和"冷秘"？

咨询： 我以前每日排便 1 次，不干不稀，成条状，近段时间不仅 1 周左右才排便 1 次，大便还总是坚硬难解。我知道这是便秘，想用中药调理一下，中医大夫看后说我这种情况属于热秘，他说还有冷秘。我想了解一下，麻烦您介绍一下什么是"热秘"和"冷秘"？

解答： 从中医的角度来说，便秘确实有热秘和冷秘之分。所谓"热秘"，即热证便秘，是指由于热结于大肠所致的便秘。热秘的发生，可由于外感热病，热邪入里，热结于大肠；或热邪伤阴，致使大肠干燥少津，肠道失于濡润；或七情内伤，郁而化热，热伤津液，肠内干燥；或暴怒伤肝，肝火旺盛，肝胃郁热，以及过食辛辣食品如辣椒等，积热伤阴，致使肠道失于濡润等，从而引起便秘。热秘的临床特点是便秘伴有全身热象之表现，如大便干结，状如羊粪；身热面红，恶热喜凉，渴喜冷饮；腹胀不适，甚或脘腹胀痛；口干唇焦，口臭，或口舌生疮及发生疱疹，小便黄赤；舌质红，苔黄，脉数有力或滑数等。根据上述症状及舌象、脉象等表现，即可诊断为热秘。由于用热秘之名称诊断便秘较为笼统，不利于确立便秘的治疗原则和处方选药，所以目前临床已较少采用热秘之诊断，而用更为具体的便秘诊断名称，如肠胃积热型便秘、气机郁滞型便秘等。

所谓"冷秘"，又称寒结或寒秘，包括寒实内结证与阴寒凝滞证两种类型，前者属于实秘，后者属于虚秘，所以冷秘有虚实之分，其治法也截然不同，临证时应注意区别。寒实内结证便秘由于阳气不足，阴寒内盛，寒积里实，寒实内结而成便秘，临床表现为大便秘结不通，腹部冷痛，或胁下疼痛，恶寒肢冷，甚至手足厥冷，查舌质淡，苔白腻，脉弦紧。阴寒凝滞便秘由于脾肾阳虚，温运无力，阴寒凝滞，冷积内停而成便秘，临床表现为大便秘结，唇淡口燥，四肢不温，腰腹觉冷，或腹中冷痛，喜热恶寒，小便清长，查舌质淡体胖，苔薄白，脉沉弱无力。对于冷秘，必须详察脉证，辨其虚实，谨守病机，实者宜温下以攻之，虚者宜温补以润之，切不可一概用温下法。

06 "热结旁流"是怎样一种情况？

咨询： 我患有习惯性便秘，平时偶尔吃点麻仁润肠丸、酚酞片之类的通便药，大便基本顺畅。近几天不仅腹部胀满疼痛，还总有想解大便的感觉，每次大便都是纯臭水，臭秽难闻，去看中医，医生说我这种情况叫"热结旁流"。请问"热结旁流"是怎样一种情况？

解答： "热结旁流"是中医临床诊断的一个病名或证候，是由于热邪伤津，肠胃津液枯竭，使粪便干燥，肠中燥屎内结难下，邪热逼迫肠中津液从旁边流下排出而得名。"热结旁流"者临床表现为腹部胀满，甚至满痛，潮热或身热汗出，烦躁，口干口臭，大便秘结于肠内，舌苔黄燥，脉沉实或弦数，而又见下利清稀粪水或纯臭水，或夹有少量粪渣，臭秽难闻，此时所见到的下利清稀粪水，乃邪热逼迫肠中津液从旁边流下排出而成。

"热结旁流"多见于外感热病，热邪入里，或内热严重，损伤津液，大便秘结而发生。"热结旁流"实际上是严重便秘的一种特殊表现，由于大便秘结，干燥粪块停滞于肠中，不断刺激和压迫肠黏膜而发生炎症，分泌增加，则可排出黏液或黏液便。如直肠便秘形成粪嵌塞，直肠黏膜受压发生炎症，则排黏液或黏液粪便，次数频繁，但排便不畅或仅排出黏液，或伴里急后重感，就是典型的"热结旁流"。

"热结旁流"表现为排便次数频繁，排出清稀粪水或黏液等，若不详细询问病史，仔细分析，容易误诊为"腹泻"，临证时应注意鉴别。

07 什么是"脾约"便秘？

咨询： 我今年56岁，近段时间不仅1周左右才排便1次，大便还总是坚硬难解。我知道这是患了便秘，找中医就诊，医生说我的情况属于脾约便秘。便秘就是便秘，怎么还有脾约便秘，我不明白，请您讲一讲<u>什么是"脾约"便秘？</u>

解答： "脾约"是中医临床诊断便秘的一个病名或证候，即脾被约束的意思。中医认为"胃主受纳"，"脾主运化"，"脾为胃行其津液"，意思是说胃是接收饮食和消化饮食的器官，脾有运输转化水液的功能，水饮入胃之后，由脾为胃运行其水液，才能把水液转输于周身脏腑和筋骨皮毛等，以保证人体组织器官的水分和体液。正像中医关于水液代谢的理论所讲："饮入于里，游溢精气，上输于脾，脾气散精，上归于肺，通调水道，下输膀胱，水精四布，五经并行。"

如果脾被约束，即脾运化水液之功能障碍，则脾不能为胃运行水液濡润大肠，致使肠道干燥，粪便难以正常下行，出现便秘，此即为"脾约"便秘。例如胃有燥热，热必然伤及阴液，则脾阴不足，形成胃强脾弱之势，弱者受强者的约束，即脾被胃约束，脾被约束之后则不能为胃行其津液，津液无法到达大肠，大肠内津液亏乏而干燥失润，脾约便秘就出现了。《金匮要略》记载有："趺阳脉浮而涩，浮则胃气强，涩则小便数，浮涩相搏，大便则坚，其脾为约，麻子仁丸主之。""趺阳脉"即足背动脉，古人常用趺阳脉诊察脾胃疾病。脉浮说明胃中有热，脉涩说明脾阴不足，胃中有热则胃强，脾阴不足则脾弱，胃强脾弱则脾被约束，即原著中所说"其脾为约"，"脾约"之名便由此而来。

后来，人们根据"脾约"便秘的发生主要是由于脾阴不足所致，所以又称之为"脾阴虚"便秘。推而广之，凡体内津液受伤，津液亏乏，不能濡润大肠，以致肠中干燥而大便干硬者，均属"脾约"证，此类患者常用润下通便之麻子仁丸治疗。

08 中医治疗便秘有哪些优势？

咨询： 我以前每日排便1次，不干不稀，成条状，近段时间不仅1周左右才排便1次，还总是坚硬难解。我知道这是患了便秘，听说中医治疗便秘有很多优势，想进一步了解一下，麻烦您讲讲中医治疗便秘有哪些优势？

解答： 的确像您听说的那样，中医治疗便秘有很多优势。中医注重疾病的整体调治、非药物治疗和日常保健，有丰富的治疗调养手段，在治疗调养便秘方面较西医单纯应用泻药有明显的优势。采用中医方法治疗调养便秘以其显著的疗效和较少的不良反应深受广大患者的欢迎。

（1）强调整体观念和辨证论治：中医认为人是一个有机的整体，疾病的发生是机体正气与病邪相互作用、失去平衡的结果，便秘的出现更是如此。便秘只是一个症状或证候，引起便秘的原因是多种多样的，即使是所谓"单纯性便秘"，也是由于全身（或主要是胃肠系统）功能的改变而引起。所以，中医治疗便秘绝对不能像西医那样仅采用泻药等对症治疗，而应在重视整体观的前提下辨证论治。辨证论治是中医学的精华所在，同样是便秘，由于发病时间、地区以及患者机体的反应性不同，或处于不同的发展阶段，所表现的证不同，因而治法也不一样，所谓"证同治亦同，证异治亦异"。切之临床，便秘有实秘、虚秘之不同类型，有肠胃积热型、阴寒积滞型、气机郁滞型、气虚型、血虚型、阴虚型、阳虚型等不同证型存在，辨证论治使治疗用药更具针对性，有助于提高临床疗效。

（2）具有丰富的调治手段：中医有丰富的调养治疗手段，除内服药、外用药外，还有针灸、按摩、拔罐以及饮食调理、情志调节、起居调摄等调治方法，在重视药物治疗的同时，采取综合性的措施，配合以针灸、按摩以及饮食调理、情志调节、起居调摄等调治方法进行调治，以发挥综合治疗的优势，是保持大便顺畅、促进便秘患者逐渐康复的可靠方法，也是目前中医常用的治疗调养便秘的方法。

（3）具有独具特色的食疗药膳：根据"药食同源"之理论选用饮食药膳调治疾病是中医的一大特色，也是中医调治便秘的优势所在。很多食物诸如芹菜、菠菜、萝卜、红薯、香蕉、猕猴桃等，富有营养和富含纤维素，具有一定的通便作用，根据具体情况选用这些食物就能纠正便秘。有一些食物如核桃仁、杏仁、芝麻、桃仁等，为药食两用之品，根据辨证结果的不同选择食用则可发挥药物之功效，其调治便秘的功效显著。选用适宜的食物配合以药物或药食两用之品制成的药膳，特别是各种药粥，如核桃仁粥、郁李仁粥、黑芝麻粥等，具有良好的调整脏腑功能和纠正便秘的作用，依据其功效选择应用以调治便秘，其效果更好。

09 中医治疗便秘常用的方法有哪些?

咨询: 我患便秘已有一段时间了,每次排便都像"过关"一样特别困难,通过调整饮食结构、适当多饮水等进行自我调养,效果并不太好。到医院就诊,医生建议我用酚酞片,我担心西药有副作用,想采用中医方法治疗,请问<u>中医疗便秘常用的方法有哪些?</u>

解答: 便秘是临床常见的一个症状,在人的一生中,绝大多数都有过罹患便秘的病史或正被便秘所困扰。导致便秘的原因有很多,既有不合理的饮食习惯、不良的排便习惯、身体虚弱以及心理因素等的作用,也有药物及其他器质性病变的影响等。便秘的危害不仅仅是腹胀、腹痛、头痛、呕吐,甚至出现精神不振和烦躁不安等症状,更严重的是还会加重原有的病情,引发脑出血、心肌梗死、肠梗阻、大肠癌、痔疮等疾病。

中医在治疗便秘方面较西医单纯应用泻药有明显的优势,中医治疗便秘的方法是多种多样的,医生与患者共同参与,互相配合,纠正不合理的生活习惯,通过饮食调理、起居调摄进行调理,在重视中药内服治疗的同时,采用综合性的措施,配合以运动、按摩、拔罐等方法进行调治,是缓解便秘患者腹胀不适等自觉症状,纠正便秘、促进正常排便的好方法。

就临床来看,中医治疗便秘首选饮食调理和起居调摄,绝大多数便秘患者通过纠正不合理的生活习惯,再配合以饮食调理，就能恢复正常。若饮食起居调摄效果欠佳者，常内服中成药或中药汤剂来治疗，或结合运动锻炼和按揉腹部，必要时还可用灌肠等方法，至于针灸、拔罐和贴敷疗法调治便秘，在临床中应用的相对较少。

10 治疗便秘常用的单味中药有哪些？

咨询： 我今年58岁，患有习惯性便秘，平时依靠酚酞片、乳果糖等泻药保持大便通畅。听说中药治疗便秘效果不错，并且没有副作用，我想服用一段时间中药。我知道中药的种类繁多，有一些并不适合治疗便秘，请您介绍一下治疗便秘常用的单味中药有哪些？

解答： 的确，我国有着丰富的中药资源，中药的种类繁多，中医典籍所载种类达数千种，临床常用的单味中药也有数百种之多，不过并不是所有中药都适宜于治疗便秘。下面介绍几种治疗便秘常用的单味中药，供您参考。

（1）大黄：为蓼科多年生草本植物掌叶大黄的根及根茎，其味苦，性寒，具有泻下攻积、清热泻火解毒、凉血止血、活血化瘀等作用。作为清热泻火解毒攻下之佳品，大黄常用于胃肠实热所致的急慢性或习惯性便秘，以及热积便秘兼高热、神昏谵语、惊厥发狂、津液不足者，也用于下痢赤白及实火上炎所致的吐血、衄血、目赤肿痛、口舌生疮等证。此外，还用于治疗瘀血引起的产后腹痛、血瘀经闭、跌打损伤以及肝胆湿热之口苦、黄疸、胁痛等。大黄的用法一般为每次5~10克，水煎服。生大黄泻下力较强，欲攻下者宜生用；入汤剂应后下或用开水泡服，久煎则泻下力减弱。大黄苦寒，易伤胃气，脾胃虚弱者慎用；其性沉降，且善活血祛瘀，妇女怀孕、月经期、哺乳期应忌用。

现代研究表明，大黄含有大黄酸、大黄酚、大黄素、没食子酸、鞣质等多种成分，具有保肝、泻下、利胆、抗菌、止血、改善微循环、调节免疫功能以及收敛止泻、健胃、降血压、降血脂、抗肿瘤、利尿等作用。临床主要用于治疗急性胆道感染、急性胰腺炎、急性阑尾炎、痢疾、化脓性中耳炎等细菌感染及炎症，还用于上消化道出血、中风闭证、高胆固醇血症、便秘、肿瘤等。

（2）枳实：为芸香科常绿小乔木植物酸橙及其栽培变种或甜橙的幼果，其味苦、辛，性微寒，具有破气除痞、化痰消积之功效。《药品化义》中说"枳实专泄胃实，开导坚结"。枳实辛行苦降，适用于食积、胃肠热结气滞所致的脘腹痞满胀痛，大便不爽秘结，腹痛拒按，嗳腐吞酸，恶心呕吐，食少纳呆。根据枳实行气化痰以消痞、破气除满而止痛的功效，也可用于痰滞之胸脘痞闷、胸痹结胸、心下痞满等。枳实是临床常用的理气药，也是治疗便秘的天然良药，对于食滞痰浊、肝郁气滞、积热阻滞之便秘，用之每获良效。枳实的用法一般为每次3~10克，水煎服。其破气力较强，孕妇慎用。

现代研究表明，枳实含有橙皮苷、新橙皮苷、柚皮苷、辛弗林等成分，能促进消化、增进食欲，对胃肠道平滑肌有双向调节作用。

（3）苏子：为唇形科草本植物紫苏的成熟果实，其味辛，性温，具有降气化痰、止咳平喘、润肠通便之功效。苏子长于降气化痰，气降痰消则咳喘自平，用于痰壅气逆，咳嗽气喘诸证，常配白芥子、莱菔子同用，方如三子养亲汤。若属上盛下虚之久咳痰喘，则配肉桂、当归、厚朴等温肾化痰下气之品，方如苏子降气汤。苏子含有油脂，能润燥滑肠，又能降泄肺气以助大肠传导，所以还用于肠燥便秘，通常配杏仁、火麻仁、瓜蒌等同用，方如紫苏麻仁汤。苏子是治疗便秘常用的中药之一，其用法一般为每次5~10克，水煎服，应当注意的是阴虚喘咳及脾虚便溏者慎用。

现代研究表明，苏子含有脂肪油（油中主要成分为亚油酸、亚麻酸）、维生素 B_1、氨基酸等成分，具有祛痰止咳、平喘、润肠通便等作用。

（4）火麻仁：为桑科一年生草本植物大麻的成熟种子，其味甘，性平，具有润肠通便之功效。火麻仁味甘性平，质润多脂，能润肠通便，且又兼有滋养补虚作用，适用于老人、产妇及体弱津血不足的肠燥便秘证，通常多与其他润肠通便药同用，或与大黄、厚朴等药配伍应用，以加强通便作用，方如麻子仁丸。火麻仁的用法一般为每次10~15克，水煎服，宜打碎入煎。

现代研究表明，火麻仁主要含脂肪油，有润滑肠道的作用，同时在肠中遇碱性肠液后产生脂肪酸，刺激肠壁，使蠕动增加，促进排便，是治疗便秘最常用的药物之一。

（5）莱菔子：为十字花科一年生或二年生草本植物萝卜的种子，其味辛、甘，性平，具有消食除胀、降气化痰之功效。《医学衷中参西录》中称："莱菔子，无论或生或炒，皆能顺气开郁，消胀除满，此乃化气之品，非破气之品。"莱菔子味辛能行散，消食化积之中尤善行气消胀通便，适用于食积气滞所致的脘腹胀满、嗳气吞酸、腹痛，以及咳喘痰多、胸闷食少、大便秘结等证。莱菔子用于治疗便秘主要取其消食除胀降气之功效，适用于中医辨证属肝郁气滞型、胃肠积热型的患者，可有效缓解脘腹部胀满疼痛等症状，恢复正常排便。莱菔子的用法一般为每次 6~10 克，水煎服。由于莱菔子辛散耗气，气虚及无食积、痰滞者慎用。

现代研究表明，莱菔子含有挥发油、芥子碱、芥子碱硫酸氢盐、莱菔子素、黄酮等成分，能促进消化、改善胃肠功能，同时还有降压、抗炎及抑制大肠埃希菌、痢疾杆菌、伤寒杆菌等作用。

（6）番泻叶：为豆科草本灌木植物狭叶番泻和尖叶番泻的叶，其味甘、苦，性寒，具有泻下导滞的作用。番泻叶苦寒降泄，既能泻下导滞，又能清导实热，适用于热结便秘、习惯性便秘及老年便秘，大多单味泡服，小剂量可起缓泻作用，大剂量则可攻下。若热结便秘、腹满胀痛者，可与枳实、厚朴配伍，以增强泻下导滞作用。此外，番泻叶又能泻下行水消肿，可用于腹水肿胀之证。番泻叶的用法一般为每次 1.5~3 克，用温开水泡服。应当注意的是妇女哺乳期、月经期及孕妇忌用。剂量过大有恶心呕吐、腹痛等副作用。

现代研究表明，番泻叶含有番泻苷、芦荟大黄素葡萄糖苷、大黄酸葡萄糖苷以及芦荟大黄素、大黄酸、山柰酚、植物甾醇及其苷等，具有较强的泻下通便作用，同时对葡萄球菌、大肠埃希菌等多种细菌以及皮肤真菌有抑制作用。现在广泛应用于便秘、急性胰腺炎、急性细菌性痢疾、胃及十二指肠出血、慢性肾功能衰竭、流行性出血热、促进手术后肠蠕动恢复、手术前清洁肠道等。

（7）肉苁蓉：为列当科一年生寄生草本植物肉苁蓉带鳞叶的肉质茎，其味甘、咸，性温，具有补肾阳、益精血、润肠通便之功效。肉苁蓉能补肾阳，益精血，暖腰膝，适用于肾阳不足、精血亏虚所致之阳痿、不孕、腰膝酸软、筋骨无力等。根据肉苁蓉润燥滑肠通便之功效，还用于肠燥便秘，对老年人肾阳不足、精血亏虚引起者尤为适宜。肉苁蓉的用法一般为每次10~15克，水煎服。

现代研究表明，肉苁蓉含有微量生物碱及结晶性中性物质等。其水浸液对实验性动物有降低血压的作用，又能促进小鼠唾液分泌，有抗动脉粥样硬化及抗衰老的作用。另外，肉苁蓉能显著提高小肠推进度，缩短通便时间，对大肠的水分吸收有明显的抑制作用，其润肠通便的功效明显。

（8）郁李仁：为蔷薇科落叶灌木欧李、郁李的成熟种子，其味辛、苦、甘，性平，具有润肠通便、利水消肿之功效。郁李仁质润多脂，润肠通便作用类似火麻仁而较强，且润中兼可行大肠之气滞，多用于大肠气滞、肠燥便秘之证，通常与柏子仁、杏仁、桃仁等同用，方如五仁丸。根据其利水消肿之功效，也用于水肿胀满及脚气水肿，可与桑白皮、赤小豆等利水消肿药同用。郁李仁的用法一般为每次6~12克，水煎服，孕妇慎用。

现代研究表明，郁李仁含有苦杏仁苷、脂肪油、挥发性有机酸、粗蛋白质、纤维素、淀粉、油酸、皂苷、植物甾醇、维生素 B_1 等，具有润滑性缓泻通便等作用。

（9）大腹皮：为棕榈科常绿乔木植物槟榔的果皮，又名槟榔衣，其味辛，性微温，具有行气导滞、利水消肿之功效。大腹皮能行气导滞，为宽中利气之捷药，用于胃肠气滞诸证，治食积气滞之脘腹痞胀、嗳气吞酸、大便秘结或泻而不爽。可与山楂、麦芽、枳实等同用，治湿阻气滞之脘腹胀满可与藿香、陈皮、厚朴等同用。大腹皮味辛，通宣开肺气以利水肿，所以还用于水肿、脚气肿满等。大腹皮用于治疗便秘适用于中医辨证属实证之患者，对肝郁气滞型的疗效尤佳。大腹皮的用法一般为每次 5~10 克，水煎服。

现代研究表明，大腹皮含有槟榔碱及槟榔次碱等成分，具有兴奋胃肠道、促进排便及促进纤维蛋白溶解等作用。

（10）决明子：为豆科一年生草本植物决明或小决明的成熟种子，其味甘、苦、咸，性微寒，具有清肝明目、润肠通便之功效。决明子既能清肝火，又兼益肾阴，为明目之佳品，虚实目疾均可应用。用于肝经实火、目赤肿痛、羞明多泪者，常与夏枯草、栀子等同用；若属风热上攻、头痛目赤者，常与菊花、桑叶等同用；若属肝肾阴亏、目暗不明者，常与沙苑子、枸杞子等同用。决明子性质凉润，又有清热润肠通便之效，所以还用于内热肠燥，大便秘结，通常与火麻仁、瓜蒌仁等同用。决明子的用法一般为每次 10~15 克，水煎服。应当注意的是用于通便不宜久煎，气虚便溏者不宜用。

现代研究表明，决明子含有大黄酚、大黄素、决明素、橙黄决明素以及维生素 A 等成分。决明子的水或醇浸液具有降低血压的作用，决明子粉能抑制血清胆固醇的升高和动脉粥样硬化斑的形成，所含蒽苷有缓下作用，同时决明子还有抗菌、抗血小板聚集以及利尿、泻下、保肝、明目等作用。现在多用决明子治疗高血压、高脂血症以及便秘、眼疾等。

11 治疗便秘的著名方剂有哪些?

咨询: 我今年 61 岁,患有习惯性便秘,因用西药酚酞片治疗效果不太理想。现改用中药汤剂治疗,用的中药方子是济川煎加减。医生说济川煎是治疗便秘的著名方剂,我听说治疗便秘的方剂有很多,想了解一下<u>治疗便秘的著名方剂有哪些?</u>

解答: 治疗便秘的方剂确实有很多,这当中最著名的当数增液汤、黄龙汤、济川煎、润肠汤、麻子仁丸、大承气汤、厚朴三物汤、木香槟榔丸,下面将其组成、用法、功效、主治、方解等介绍如下。

(1)增液汤(《温病条辨》)

组成:玄参 30 克,麦冬、细生地各 24 克。

用法:水煎服。

功效:滋阴清热,润燥通便。

主治:阳明温病,津液不足,大便秘结,口渴,舌干红,脉细稍数或沉而无力。

方解:本方重用玄参养阴生津,润燥清热,为主药;麦冬滋阴润燥,生地养阴清热,为辅助药。三药均属质润之品,合用有滋阴清热、润燥通便之功。

按语:本方以便秘、口渴、舌干红、脉细稍数为辨证要点。现代常用于治疗便秘、萎缩性胃炎、糖尿病、高血压等。

（2）黄龙汤（《伤寒六书》）

组成：大黄、芒硝、当归各9克，枳实、厚朴、人参各6克，甘草、桔梗各3克，生姜3片，大枣2枚。

用法：水煎服。

功效：泄热通便，补气养血。

主治：胃肠燥热而见气血两虚，下利清水，或大便秘结，脘腹胀满，硬痛拒按，身热口渴，谵语，甚或循衣撮空，神昏肢厥，口舌干燥，舌苔焦黄或焦黑，神疲少气，脉虚。

方解：方用大承气汤泄热通便，荡涤肠胃实热积滞，急下以存正气；人参、当归双补气血，扶正以利于祛邪，使下不伤正；辅以桔梗开肺气而通肠胃，生姜、大枣、甘草扶胃气并调和诸药。上药合用，共成攻下扶正之剂。

按语：本方以下利清水或大便秘结、腹满硬痛拒按，舌苔焦黄，神倦少气，脉虚为辨证要点。现代常用于治疗便秘、肠梗阻、急性阑尾炎、胆囊炎、胆石症等。

（3）济川煎（《景岳全书》）

组成：当归9~15克，牛膝6克，肉苁蓉6~9克，泽泻4.5克，升麻1.5~3克，枳壳3克。

用法：水煎服。

功效：温肾益精，润肠通便。

主治：老年肾虚，大便秘结，小便清长，头目眩晕，腰膝酸软，背冷畏寒。

方解：方中肉苁蓉温肾益精，暖腰润肠，为主药；当归养血和血，润肠通便，牛膝补肾强腰，性善下行，共为辅药；枳壳下气宽肠而助通便，泽泻渗利小便而泄肾浊，共为佐药；尤妙在稍加升麻以升清阳，清阳升则浊阴自降，配合诸药，以加强通便之效，为使药。六药合用，是为寓通于补之剂。

按语：本方以大便秘结、小便清长、腰酸背冷为辨证要点。现代常用于治疗年老体弱及妇女产后之便秘。

（4）润肠汤（《证治准绳》）

组成：当归尾、甘草、生地、火麻仁、桃仁各6克。

用法：水煎服。

功效：养血润肠通便。

主治：阴血亏虚，大便干燥秘结。

方解：方中生地、当归尾滋阴养血；火麻仁、桃仁润燥通便；甘草调药和中。诸药配伍，具有滋阴养血、润肠通便之功效。

按语：本方以大便干燥秘结、面色无华、舌淡脉细为辨证要点。现代常用于治疗便秘、肛裂等。

（5）麻子仁丸（《伤寒论》）

组成：火麻仁、大黄各500克，芍药、枳实、厚朴、杏仁各250克。

用法：上药共为细末，炼蜜为丸，每服9克，日服1~2次，温开水送服。亦可按原方比例酌减，改汤剂煎服。

功效：润肠泄热，行气通便。

主治：肠胃燥热，津液不足，大便干结，小便频数。

方解：方中火麻仁润肠通便为主药；大黄通便泄热，杏仁降气润肠，白芍养阴和里，共为辅药；枳实、厚朴下气破结，加强降泄通便之力，蜂蜜能润燥滑肠，共为佐使药。诸药合而为丸，具有润肠泄热、行气通便之功。

按语：本方以大便干结、小便频数为辨证要点。现代常用于治疗老年人与产后肠燥便秘、痔疮便秘、习惯性便秘、肛门疾病手术后、蛔虫性肠梗阻、神经性尿频等。药理研究证实，本方有加强肠蠕动的作用。

（6）大承气汤（《伤寒论》）

组成：大黄、枳实各 12 克，厚朴 15 克，芒硝 9 克。

用法：水煎服。枳实、厚朴先煎，大黄后下，芒硝溶服。

功效：峻下热结。

主治：阳明腑实证，大便不通，频转矢气，脘腹痞满，腹痛拒按，按之硬，甚或潮热谵语，手足濈然汗出，舌苔黄燥起刺，或焦黑燥裂，脉沉实。也用于热结旁流，下利清水，色纯青，脐腹疼痛，按之坚硬有块，口舌干燥，脉滑实者。

方解：本方为寒下的重要方剂。方中大黄泄热通便，荡涤肠胃，为主药；芒硝助大黄泄热通便，并能软坚润燥，为辅药。大黄、芒硝相须为用，峻下热结之力甚强，积滞内阻，则腑气不通，故以厚朴、枳实行气散结，消痞除满，并助大黄、芒硝推荡积滞以加速热结之排泄，共为佐使。四药配合，具有峻下热结之功。

按语：本方以痞（心下闷塞坚硬）、满（胸胁脘腹胀满）、燥（肠有燥粪，干结不下）、实（腹中硬满，痛而拒按，大便不通或下利清水而腹中硬满不减）四证及苔黄、脉实为辨证要点。现代常用于治疗肠梗阻、急性胆囊炎、胆石症、急性阑尾炎、急性胰腺炎、便秘等。本方为泻下峻剂，如气虚阴亏，或表证未解，或胃肠无热结，均不宜用；孕妇禁用。本方作用峻猛，中病即止，过用会损耗正气。药理研究表明，本方具有增强胃肠道蠕动、增加胃肠道容积、促进肠套叠还纳、解除梗阻、改善胃肠道血液循环、降低毛细血管通透性以及抑菌和抗感染等作用。

（7）厚朴三物汤（《金匮要略》）

组成：厚朴15克，大黄12克，枳实9克。

用法：水煎服。先煮枳实、厚朴，后下大黄。

功效：行气除满，导滞通便。

主治：实热内积，气滞不行，腹部胀满疼痛，大便不通，舌红苔黄，脉弦有力。

方解：本方与小承气汤药味相同，但药量不同。小承气汤意在荡积攻下，故以大黄为主；本方意在行气除满，则以厚朴为主。方中厚朴行气除满；大黄、枳实泄热导滞，去积通便。三药相合，使气滞通畅，实积消除，则诸证自解。

按语：本方以脘腹胀满疼痛、大便秘结、脉弦有力为辨证要点。现代常用于治疗肠梗阻、肠麻痹、肠功能紊乱、便秘等。服用本方以大便通利为度，虚寒性便秘忌用，体虚者慎用。

（8）木香槟榔丸（《儒门事亲》）

组成：木香、槟榔、青皮、陈皮、莪术、黄连各30克，黄柏、大黄各90克，香附、牵牛各120克。

用法：上药共研为细末，制成水丸，每次服6~9克，每日2~3次，温开水送下。亦可作汤剂水煎服，用量按原方比例酌减。

功效：行气导滞，泄热通便。

主治：积滞内停，湿蕴生热，脘腹痞满胀痛，大便秘结，以及赤白痢疾，里急后重，舌苔黄腻，脉沉实。

方解：方中木香、槟榔善行肠胃之气而导滞，为主药。大黄泄热通便；牵牛下气导滞；香附、陈皮、青皮调理脾胃之气而化积；莪术破血中之气，行血顺气以止痛；黄连、黄柏清热燥湿，坚肠止痢，俱为辅佐药。诸药合用能通利气机，导下积滞，则诸症状自除。

按语：本方以脘腹痞满胀痛、大便秘结或下痢赤白、舌苔黄腻、脉实为辨证要点。现代常用于治疗消化不良、急性肠炎、急性细菌性痢疾等。本方行气攻积之力较强，宜于形气俱实者，虚人误用，易伤正气。

12 如何正确煎煮中药汤剂？

咨询：我以前每天排便1次，不干不稀，成条状，近段时间不仅3~5天才排便1次，还总是坚硬难解。我知道这是患便秘了，想用中药调理一下，听说煎煮中药很有讲究，如果方法不正确，再好的中药也难以取得满意的疗效。我要问的是<u>如何正确煎煮中药汤剂？</u>

解答：汤药是临床最常采用的中药剂型，正像您听说的那样，煎煮中药汤剂的方法很有讲究，直接影响药物的疗效，如果方法不正确，再好的中药也难以取得满意的疗效。为了保证临床用药能获得预期的疗效，煎煮中药汤剂必须采用正确的方法。下面介绍一下如何正确煎煮中药汤剂。

（1）煎药器具的选择：煎煮中药最好选择砂锅、砂罐，因其不易与药物成分发生化学反应，并且导热均匀，传热较慢，保暖性能好，可慢慢提高温度，使药内有效成分充分释放到汤液中来。其次也可选用搪瓷制品。煎煮中药忌用铁、铜、铝等金属器具。

（2）煎药用水的选择：煎药用水必须无异味、洁净、澄清，含无机盐及杂质少，以免影响口味、引起中药成分的损失或变化。

（3）煎煮时加水多少：煎药用水量应根据药物的性质、患者年龄及用途而定。加水量应为饮片吸水量、煎煮过程中蒸发量以及煎煮后所需药液量的总和。一般用水量为将饮片适当加压后，液面淹没过饮片约2厘米为宜。质地坚硬、黏稠或需要久煎的药物，加水量可比一般药物略多；质地疏松或有效成分容易挥发、煎煮时间较短的药物，则液面淹没药物即可。

（4）煎煮前如何浸泡：中药饮片煎前浸泡，既有利于有效成分的充分溶出，又可缩短煎煮时间。多数药物宜用冷水浸泡，一般药物可浸泡20~30分钟，以果实、种子为主的药可浸泡1小时左右。夏季气温较高时，浸泡的时间不宜过长，以免腐败变质。

（5）煎煮的火候和时间：煎煮中药的火候和时间应根据药物的性质和用途而定。煎一般药宜先武火后文火，即未沸前用大火，沸后用小火保持微沸状态。解表药及其他芳香性药物，一般用武火迅速煮沸，之后改用文火维持10~15分钟即可。有效成分不易煎出的矿物类、骨角类、贝壳类、甲壳类药及补益药，一般宜文火久煎，通常是沸后再煎20~30分钟，以使有效成分充分溶出。第二煎则通常较第一煎缩短5~10分钟。

（6）如何榨渣取汁：汤剂煎成后应榨渣取汁，因为一般药物加水煎煮后都会吸附一定的药液，同时已经溶入药液的有效成分可能被药渣再吸附。如药渣不经压榨取汁就抛弃，会造成有效成分的损失。

（7）煎煮的次数：煎药时药物有效成分首先会溶解进入药

材组织的水溶液中，然后再扩散到药材外部的水溶液中，到药材内外溶液的浓度达到平衡时，因渗透压平衡，有效成分就不再溶出了，这时只有将药液滤出，重新加水煎煮，有效成分才能继续溶出。为了充分利用药材，避免浪费，使药物有效成分充分溶出，每剂中药不可煎1次就弃掉，最好是煎2~3次。

（8）入药方法：一般药物可以同时入煎，但部分药物因其性质、性能及临床用途的不同，所需煎煮的时间不同，所以煎煮中药汤剂还应讲究入药的方法，以保证药物应有的疗效。入药方法有先煎、后下、包煎、另煎、烊化及冲服等。

先煎：凡质地坚硬、在水里溶解度小的药物，如矿物类的磁石、寒水石，贝壳类的牡蛎、石决明等，应先入煎一段时间，再纳入其他药物同煎；川乌、附子等药，因其毒性经久煎可以降低，也应先煎，以确保用药安全。

后下：凡因其有效成分煎煮时容易挥发、扩散或破坏而不耐煎煮者，如发汗药薄荷、荆芥，芳香健胃药白蔻仁、茴香，以及大黄、番泻叶等宜后下，待他药煎煮将成时投入，煎沸几分钟即可。大黄、番泻叶等药有时甚至可以直接用开水冲泡服用。

包煎：凡药材质地过轻，煎煮时易飘浮在药液面上，或成糊状，不便于煎煮及服用者，如蒲黄、海金沙等，应用布包好入煎。药材较细，又含淀粉、黏液质较多的药，如车前子、葶苈子等，煎煮时容易粘锅、糊化、焦化，也应包煎。有些药材有毛，对咽喉有刺激性，如辛夷、旋覆花等，也要用纱布包裹入煎。

另煎：人参等贵重药物宜另煎，以免煎出的有效成分被其他药渣吸附，造成浪费。

烊化：有些药物，如阿胶、蜂蜜、饴糖等，容易黏附于其他药物的药渣中或锅底，既浪费药物，又容易焦煳，宜另行烊化后再与其他药汁兑服。

冲服：入水即化的药，如竹沥等汁性药物，宜用煎好的其他药液或开水冲服。价格昂贵的药物，不易溶于水及加热易挥发的药物，如牛黄、朱砂、琥珀等，也宜冲服。

通常情况下，医生在开出中药方的同时，会告诉您煎煮中药的方法，您只要照医生说的去做就可以了。在药房取中药煎剂时，中药师也会告诉您一些注意事项，这也是煎煮中药汤剂时应当特别注意的。总之，只要您记住医生的医嘱和中药师交代的注意事项，一般就能正确煎煮中药汤剂。

13 中医是怎样辨证治疗实秘的？

咨询： 我今年53岁，近段时间不仅3~5天才排便1次，每次排便还总是像羊粪一样坚硬难解。我知道这是患便秘了，上网查了一下，我这种情况属于中医所说的实秘，中医辨证治疗效果不错，但怎样治疗网上没讲。我想了解一下**中医是怎样辨证治疗实秘的？**

解答： 从中医的角度来讲，便秘总由大肠传导失职而成，根据其发病机制和临床表现的不同，可分为实秘和虚秘两大类。实秘者，为邪滞胃肠、壅塞不通所致，通常分为肠胃积热、气机郁滞、阴寒积滞三种基本证型进行辨证治疗。实秘的治疗原则以祛邪为主，泄热、温散、通导等为治本之法，并可辅以顺气导滞之品，标本兼顾，使邪去便通。

（1）肠胃积热型

主证：大便干结，腹胀腹痛，面红身热，口干口臭，心烦不安，小便短赤，舌质红，苔黄燥，脉滑数。

治则：泄热导滞，润肠通便。

方药：麻子仁丸加减。火麻仁18克，大黄、陈皮各12克，白药15克，枳实、厚朴、杏仁各10克，甘草6克。

加减：津液已伤者加生地、玄参、麦冬；若有郁怒伤肝、易怒目赤者，加服更衣丸。

用法：每日1剂，水煎取汁，分早晚2次温服。

（2）气机郁滞型

主证：大便干结，或不甚干结，欲便不得出，或便而不爽，肠鸣矢气，腹中胀痛，胸胁满闷，嗳气频作，食少纳呆，舌质暗淡，舌苔薄腻，脉弦或弦滑。

治则：顺气导滞，通利大便。

方药：六磨汤加减。木香、乌药各9克，沉香6克，槟榔、枳实、柴胡、香附各12克，厚朴、当归、大黄各10克，甘草6克。

加减：气郁日久、郁而化火者，加黄芩、栀子、龙胆草；气逆呕吐者加半夏、代赭石；肝郁明显者加白芍、柴胡；有气滞血瘀之象者加桃仁、红花、赤芍。

用法：每日1剂，水煎取汁，分早晚2次温服。

（3）阴寒积滞型

主证：大便艰涩，腹痛拘急，胀满拒按，胁下偏痛，手足不温，呃逆呕吐，舌质淡，苔白腻，脉弦紧。

治则：温里散寒，通便止痛。

方药：大黄附子汤加减。附子、木香、干姜、小茴香各6克，大黄9克，细辛3克，枳实10克，大腹皮、厚朴各12克，甘草5克。

加减：腹痛明显者加延胡索、香附；伴有肝郁者加白芍、柴胡、川芎；有血瘀之象者加桃仁、红花。

用法：每日1剂，水煎取汁，分早晚2次温服。

14 中医是怎样辨证治疗虚秘的？

咨询：我今年76岁，近段时间不知为什么，1周左右才排便1次，尽管大便并不坚硬，但排便缺乏力气、排出困难，同时伴有腹部胀满。到医院就诊，中医说属于便秘中的虚秘，不适合服用泻药，应当根据病情辨证治疗。我想知道中医是怎样辨证治疗虚秘的？

解答：根据便秘发病机制和临床表现的不同，中医将便秘归纳为实秘和虚秘两大类。虚秘者，为肠失温润、推动无力所引发，通常分为气虚、血虚、阴虚、阳虚四种基本证型进行辨证治疗。虚者以养正为先，滋阴养血、益气温阳等为治本之法，并可辅以甘温润肠之药，以达标本兼治之目的。

（1）气虚型

主证：粪质并不干硬，虽有便意，但临厕努挣乏力，便难排出，汗出气短，便后乏力，面白神疲，肢倦懒言，舌质淡，苔薄白，脉细弱。

治则：补气润肠。

方药：黄芪汤加减。黄芪30克，火麻仁18克，陈皮、白术、当归各12克，松子仁、鸡内金各10克，山药15克，甘草6克。

加减：大便干结质硬者加郁李仁、柏子仁；脘腹闷胀、嗳气食少者加莱菔子、厚朴；咳嗽气喘者加苏子、瓜蒌；气虚日久、中气下陷者可用补中益气汤。

用法：每日1剂，水煎取汁，分早晚2次温服。

（2）血虚型

主证：大便干结，面色少华，心悸气短，失眠多梦，健忘，口唇色淡，舌质淡，苔薄白，脉细弱。

治则：养血润燥通便。

方药：润肠丸合四物汤加减。生地、火麻仁各15克，玄参、枸杞子各12克，白芍、桃仁、当归、川芎、麦冬、枳实各10克，何首乌20克，甘草6克。

加减：血虚内热者加知母、胡黄连；腹胀痞满明显者加厚朴、大腹皮；阴血已复大便仍干燥者改用五仁丸。

用法：每日1剂，水煎取汁，分早晚2次温服。

（3）阴虚型

主证：大便干结，如羊粪状，形体消瘦，头晕耳鸣，两颧红赤，心烦失眠，潮热盗汗，腰膝酸软，舌质红，苔薄少，脉细数。

治则：滋阴通便。

方药：增液汤加减。玄参、麦冬、生地各15克，白芍、玉竹、火麻仁、柏子仁各12克，大黄10克，乌药9克，甘草6克。

加减：身热不解者加知母、蒲公英；口渴甚者加天花粉、石斛；腹胀明显者加柴胡、青皮、大腹皮。

用法：每日1剂，水煎取汁，分早晚2次温服。

（4）阳虚型

主证：大便干或不干，排出困难，小便清长，面色㿠白，四肢不温，腹中冷痛，得热则减，腰膝冷痛，舌质淡，苔薄白，脉沉迟。

治则：温阳通便。

方药：济川煎加减。肉苁蓉、牛膝、泽泻、黄芪各15克，火麻仁12克，当归、枳壳各10克，升麻5克，甘草6克。

加减：气虚明显者加人参；有热者加黄芩、栀子；肾虚者加熟地、核桃仁、何首乌。

用法：每日1剂，水煎取汁，分早晚2次温服。

15 中医是怎样治疗燥屎内结、热结旁流的？

咨询：我患便秘已多年，这几天不仅腹部胀满疼痛，还总有想解大便的感觉，每次大便都是纯臭水。到医院就诊，西医让我灌肠，我知道灌肠痛苦，又找了中医，中医说我这种情况属于燥屎内结、热结旁流。我想了解一下中医是怎样治疗燥屎内结、热结旁流的？

解答：燥屎内结、热结旁流又称热结旁流，是中医临床诊断的一个病名或证候，是由于热邪伤津，肠胃津液枯竭，使粪便干燥，肠中燥屎内结难下，邪热逼迫肠中津液从旁边流下排出而得名。此类患者临床表现为腹部胀满，甚至满痛，潮热或身热汗出，烦躁，口干口臭，大便秘结于肠内，舌苔黄燥，脉沉实或弦数，而又见下利清稀粪水或纯臭水，或夹有少量粪渣，臭秽难闻。此时所见到的下利清稀粪水，乃邪热逼迫肠中津液从旁边流下排出所致。

根据中医辨证论治的原则，燥屎内结、热结旁流的治疗宜以峻下热结、急下存阴为原则。常用的方剂为大承气汤。大承气汤具有通里攻下、泄热通便之功效，应用时应注意中病即止，大便得通则不要再服。大承气汤的药物组成为大黄、芒硝、枳实、厚朴，其用量应因人因病情而异。应用方法为水煎取汁（大黄宜后下，芒硝等药液煎好后溶入），口服或灌肠导泻。

大承气汤中，大黄能通便泄热；芒硝为盐类泻药，能软坚润燥、软化粪便，助大黄通便泄热；厚朴、枳实行气散结，消痞除满，促进胃肠蠕动，助大黄、芒硝推荡积滞，加速热结粪便排泄。所以本方峻下通便之力很强，用后大便得通，燥屎排出，则燥屎内结、热结旁流自可逐渐消除而病愈。现代药理研究表明，大承气汤具有调整胃肠功能、增强胃肠蠕动和肠道推进功能、增加肠道内液体量、增加肠血流量、改善血液循环，以及抑菌抗炎等作用。

16 中医是怎样治疗"脾约"便秘的?

咨询: 我患便秘已经很长一段时间了,以前大便坚硬难解时,服几次酚酞片就行了,后来似乎不那么管用了。我想用中医的方法治疗,上网查了一下,像我这种情况属于中医所说的"脾约"便秘,但怎样治疗网上没讲。我要问的是<u>中医是怎样治疗"脾约"便秘的?</u>

解答: "脾约"是中医临床诊断便秘的一个病名或证候,即脾被约束的意思。中医认为"胃主受纳""脾主运化""脾为胃行其津液",意思是说胃是接收饮食和消化饮食的器官,脾有运输转化水液的功能,水饮入胃之后,是由脾为胃运行其水液,才能把水液转输于周身脏腑和筋骨皮毛等,以保证人体组织器官的水分和体液。如果脾被约束,即脾运化水液之功能障碍,则脾不能为胃运行水液濡润大肠,致使肠道干燥,粪便难以正常下行,出现便秘,此即为"脾约"便秘。

"脾约"便秘的主要发病机制是阴虚肠燥,属"虚秘"的范畴,因此其治疗不能单纯用通里攻下或强烈刺激性泻药治疗,滋阴润燥是其总的治疗原则。中医传统的治疗"脾约"便秘的方法有服用麻子仁丸法、蜜煎导法、猪胆汁导便法,现今还常用四物汤合增液汤加减、单验方以及药粥调理等治疗"脾约"便秘。

(1)麻子仁丸治疗:麻子仁丸也称脾约丸,具有滋燥润肠、缓泻通便之功效，其药物组成为火麻仁、大黄各500克，芍药、枳实、厚朴、杏仁各250克。用法为将上述药物研为细末，炼蜜为丸，每丸重3克，每次6~9克，每日2~3次，温开水送服。

（2）蜜煎导法治疗：对于燥屎下入直肠，患者自觉有便意但不能排出的"脾约"便秘患者，可用蜜煎导法治疗。具体方法是将适量蜂蜜放于铜器内，用微火煎熬成饴膏状，至可做丸时，趁温热时做成一头较锐、长约6厘米的栓剂，冷后变硬挺时纳入直肠并保留，以起到滋燥润肠导便的作用。

（3）猪胆汁导便法：猪胆汁导便法适宜于津伤有热的便秘患者使用。具体方法是取新鲜猪胆汁50毫升，兑入温开水50毫升，搅匀后吸入大注射器，将导尿管轻轻插入直肠，接上注射器，慢慢将猪胆汁水注入直肠内50毫升，拔出导尿管，肛门塞以消毒的棉球，再让患者卧床保留半小时，以起到导泻通便的作用。若大便未能导下，可依法再注入胆汁水50毫升。

（4）四物汤合增液汤加减治疗：药用生地、玄参各15克，当归、火麻仁、阿胶、何首乌各10克，白芍、肉苁蓉各12克，麦冬15~30克。此方具有滋阴养血、滋燥润肠通便之功效，用法为每日1剂，水煎2次，取汁兑匀后，分早晚2次服。

（5）单验方治疗：如黑芝麻30克洗净，炒熟后捣碎，用蜂蜜调食，每日1~2次，此法适用于津亏肠燥便秘。也可用核桃仁30克，炒熟后捣碎，用蜂蜜调食，每日1~2次，此法适用于老年人肾虚津亏便秘等。

（6）药粥调理：可根据病情的需要服食具有滋阴润肠通便作用的黑芝麻粥、核桃仁粥、何首乌粥、生地粥、银耳粥等。

17 便秘患者能经常服牛黄解毒片吗？

咨询： 我近段时间不仅1周左右才排便1次，每次排便还总是像羊粪一样坚硬难解。我知道这是患便秘了，想服药调治一下，听说牛黄解毒片治疗便秘效果很好，经常服用能保持大便通畅，我不太相信，因为是药三分毒。请您告诉我便秘患者能经常服牛黄解毒片吗？

解答： 您可能知道，中医治病强调辨证论治，应用中成药也是如此，牛黄解毒片虽然能治疗便秘，但并不是所有的便秘患者都适用，更不可不加辨证地经常服用。

牛黄解毒片具有清热泻火、解毒之功效，实热引起的口舌生疮、牙龈肿痛、大便秘结者服之，确实能达到缓解口舌生疮、牙龈肿痛等症状，解除便秘，保持正常排便的目的。据此，有相当一部分人一出现便秘就服用牛黄解毒片，甚至把牛黄解毒片当成治疗便秘常用的中成药，其实这种观点是错误的，服用牛黄解毒片应以中医辨证结果为依据，便秘患者并不能经常服用牛黄解毒片通便。

牛黄解毒片由牛黄、雄黄、石膏、黄芩、大黄、桔梗、冰片、甘草等中药组成，具有清热泻火、解毒之功效，按其功效可治疗上焦实热引起的咽喉肿痛、头晕目眩、牙龈肿痛、口舌生疮、便秘不通等。由于此药含有大黄，具有一定的泻下通便作用，加之一般又认为中药没有或很少有毒副作用，所以很多习惯性便秘或老年便秘者常服用牛黄解毒片导泻，以图排便痛快，甚至有些便秘患者对此药产生依赖，一旦不吃就大便干燥，排便困难，久而久之，即或是经常服用或增加用药量，对便秘也无济于事了。我们在临床中常遇到这种患者，过去吃2~3片牛黄解毒片大便即通畅，后来吃7~8片也无效了。这是因为大黄属于肠道刺激性泻药，久服则使肠道黏膜对刺激的敏感性下降，产生耐药性。另外，牛黄解毒片所含大黄、黄芩、牛黄、石膏等均为大苦大寒之药，按中医学理论，该药有较大的苦寒伤胃副作用。如果便秘患者经常服用该药，会损伤胃气，出现食欲不振，消化不良，甚至胃痛等。这样一来，患者吃东西越少，越不能刺激胃肠蠕动，肠蠕动减弱则更易加重便秘。

便秘患者选用牛黄解毒片治疗时，必须根据中医辨证论治的原则，只有那些属于"胃热""实火""肠胃积热"所致的便秘者方可应用，而且当"胃热""实火""肠胃积热"之症状经治疗消除后，应立即停用，否则必然破坏胃气，甚至引发其他变证。有报道，长期服用牛黄解毒片可降低白细胞和血小板，引起诸多不适，因此便秘患者，尤其是慢性便秘者，切不可滥用牛黄解毒片通便。

18 大黄的泻下通便作用特点有哪些?

咨询: 我父亲患便秘已有一段时间了,听说中药大黄具有很好的泻下通便作用,想让他试一试。我去药店购买大黄,药师说大黄的泻下通便作用有很多特点,应用不当不仅达不到应有的通便效果,还容易出现不良反应。我想了解一下**大黄的泻下通便作用特点有哪些?**

    解答: 这里首先告诉您,的确像药师所说的那样,大黄的泻下通便作用有很多特点,应用不当不仅达不到应有的通便效果,还容易出现不良反应。大黄味苦、性寒,具有通里攻下、泻火解毒之功效,属于刺激性泻药,是治疗便秘最常用的中药之一,其泻下通便作用有以下特点。

    (1)现代药理研究表明,大黄泻下作用的有效成分为蒽醌苷类物质,能刺激大肠,使其运动增强,导致腹泻排便。如果大黄经长时间水煎煮,蒽醌苷类经水解失去其糖的部分,变为游离性蒽醌苷类衍生物如大黄素等,其泻下效力即减弱或消失。因此中医在用大黄通里攻下、泄热通便时,在处方中都特别提示和标注大黄后下,以保证大黄水煎煮时间不能过长。大量临床研究还表明,应用大剂量大黄时出现腹泻,而小剂量无腹泻作用或引起便秘。

    (2)大黄口服后,需经6~8小时才能发挥作用,这是因为药物的有效成分蒽醌类物质需在小肠中释放,并吸收入血,再经大肠排出时方发挥作用。同时大黄还含有相当数量的鞣质，具有收敛作用，故在产生泻下作用后，还可出现便秘，并且此种鞣质特别是D-儿茶精，能抑制大肠内细菌的胺生成酶，阻断吲哚类产生，也导致便秘。

（3）大黄中所含的泻下有效成分蒽醌类物质被吸收后还能排泄于乳汁，故哺乳期妇女用大黄后可引起乳婴腹泻，临床中应特别注意。药理研究还表明，大黄不仅有导泻通便作用，还具有抗菌消炎和一定抗肿瘤作用，现在广泛用于治疗上消化道出血、胆囊炎、胆石症、急性胰腺炎、急性阑尾炎、肠梗阻、肝炎乃至肾功能衰竭等伴发便秘者，既能治本（原发病）又能治标（通便）。

（4）大黄味苦性寒，具有通里攻下、泻火解毒之功效，在中药中属苦寒泻下剂，按中医辨证论治之原则，适宜于实热便秘，同时大黄又苦寒易于伤胃。所以，无论在中药复方中应用，或单独使用，均需注意其苦寒伤胃作用，不能久服。如果久服或过量服用大黄，损伤脾胃，胃肠功能减退，使肠内容物长期滞留，降低了在肠道内的移行率，反而会导致便秘。

19 怎样保证番泻叶的通便作用？

咨询： 我以前每天排便1次，这一次已1周没排便了，还腹部胀满疼痛，现在是想解大便，但坚硬难解、排不出来。医生让我用番泻叶，并说用番泻叶很有讲究，需要保证番泻叶的通便作用，可惜取药时药师交代的我没听清楚，我想知道<u>怎样保证番泻叶的通便作用？</u>

解答： 用番泻叶确实很有讲究，若用法不正确，很难达到应有的通便效果。番泻叶味苦性寒，能泄热通便，单独用开水冲泡具有较好的通便作用，也是临床治疗便秘最常用的中药之一。现代药理研究表明，番泻叶的有效成分主要是番泻苷A、番泻苷B、番泻苷C、番泻苷D，大肠内的细菌酶能将饮入大肠内的番泻苷水解，并还原为蒽酚、蒽酮和二蒽酮等，刺激大肠运动，从而引起腹泻排便。

需要说明的是，番泻叶用温水（90℃以下）泡服不能使番泻叶中有效成分（番泻苷类）充分溶出，不能保证番泻叶的泻下通便作用，而番泻苷经长时间煎煮则被水解、氧化为游离蒽类衍生物，如大黄酸等，在通过消化道时极易被破坏而失去泻下作用。为了确保番泻叶的导泻通便效果，应用番泻叶时应注意以下几点。

（1）用沸开水冲泡服用，不主张水煎煮。

（2）根据番泻苷的物理化学性质研究，它们容易溶于碳酸氢钠（小苏打）水溶液中，所以番泻叶水的最好制取方法为取保温杯，加入 2 克小苏打，再放入 3~5 克番泻叶，冲入沸开水 500 毫升左右，加盖闷 5~10 分钟，即可饮用。

（3）番泻叶味苦性寒，具有泄热通便之功效，属苦寒泻下剂，根据中医辨证论治的原则，适用于实热便秘，对于各种虚秘，如气虚便秘、血虚便秘、阴虚便秘等，则不能单独应用。由于其苦寒易于伤胃，久服可败伤胃气，因此不能作为慢性便秘患者的长期用药。

20 什么叫老年人肾虚便秘？如何治疗？

咨询：我今年 74 岁，患便秘已很长一段时间了，自从患便秘后，我特殊关注有关便秘治疗调养方面的知识，从电视上看到有老年人肾虚便秘，对照症状后觉得自己像是老年人肾虚便秘，想进一步了解一下。请您告诉我什么叫老年人肾虚便秘？如何治疗？

解答：老年人肾虚便秘是中医的说法，是指由于老年人肾之阴阳亏虚引起的便秘。中医认为"肾司二便，为胃之关，又主五液"。意思是人的大小便均由肾司理和主宰，并且和胃受纳饮食的功能密切相关，又调节体内津液代谢。如果肾阴虚，则人体内津亏液少，不能滋润肠道，粪便在肠道内滞留，好像"无水行舟"而便秘；如果肾阳虚，则好像"釜底无薪"，火力不足，温煦失权，寒凝肠胃，造成津液不化，肠失濡润，肠道蠕动缓慢，进而出现便秘。

老年人随着年龄的增长，肾气逐渐衰弱，多发生肾虚，所以也常出现肾虚便秘。肾虚便秘的临床表现，除便秘以外，还常伴有排便困难，神疲乏力，腰膝酸软，腰背酸痛，腹胀喜暖，头晕耳鸣，面色㿠白，食少纳呆，小便清长，手足发凉，查其舌质淡，苔薄白或微腻，脉沉无力或迟弱。治疗老年人肾虚便秘，应当以温肾益精、润肠通便为原则，方选济川煎（景岳全书方）加减。药用当归10~12克，牛膝、肉苁蓉各15克，泽泻、枳实各12克，升麻3克。用法为每日1剂，水煎2次，分早晚服。本方对老年肾虚大便秘结者颇为适宜，但在应用时还应根据具体病情随症加减。如气虚较重、排便无力者，可加黄芪、白术，特别是白术，大量应用（可用30~60克）具有增强胃肠蠕动和通便作用；若粪便燥结干硬者，可再加火麻仁、郁李仁、杏仁、核桃仁等润肠通便药物，特别是核桃仁既能润肠通便，又有补肾益脑作用。如果表现为肾阴虚为主者，证见五心烦热、口干少津、尿黄等，则加用增液汤（生地、玄参、麦冬）以滋阴清热，"增水行舟"而通便。

21 如何选用单方验方治疗便秘？

咨询： 我近段时间不仅 1 周左右才排便 1 次，每次排便还总是像羊粪一样坚硬难解。我知道这是患便秘了，听说中医治疗便秘手段多、不良反应少，比如单方验方治疗便秘就有很好的疗效，我想试一试，但不知道如何选用单方验方，请问**如何选用单方验方治疗便秘？**

解答： 确实像您听说的那样，中医治疗便秘有众多的手段，并且疗效肯定，不良反应少，单方验方治疗只是治疗便秘诸多方法中的一种。

单方是指药味不多，取材便利，对某些病证具有独特疗效的方剂。单方治病在民间源远流长，享有盛誉，"单方治大病"之说几乎有口皆碑，深入人心，在长期的实践中，人们总结有众多的行之有效的治疗便秘的单方，采用单方治疗便秘，方法简单易行，经济实惠，深受广大患者的欢迎。

验方是经验效方的简称。千方易得，一效难求，古今多少名医，毕其一生精力，在探求疾病的治疗中，反复尝试，反复验证，创造了一个个效验良方，此即验方。验方是医务界同道在继承总结前人经验的基础上，融汇新知，不断创新，总结出的行之有效的经验新方。不断发掘整理名医名家治疗便秘的经验效方，对于指导临床实践，提高治疗便秘的临床疗效，无疑有举足轻重的作用。

单方验方治疗便秘效果虽好，也只是中医治疗调养便秘诸多方法中的一种，若能与饮食调理、运动锻炼、起居调摄等治疗调养方法相互配合，采取综合性的治疗措施，其临床疗效可大为提高。需要说明的是，用于治疗便秘的单方验方较多，它们各有其适用范围，由于患者个体差异和病情轻重不一，加之部分方剂还含有毒性药物，因此在应用单方验方时，一定要在有经验医师的指导下进行，做到根据病情辨病辨证选方用方，依单方验方的功效和适应证仔细分析、灵活运用，并注意随病情的变化及时调整用药，切忌生搬硬套。

22 治疗便秘常用的单方有哪些？

咨询： 我今年65岁，患便秘已经很长一段时间了，现在依靠服用酚酞片、乳果糖等泻药保持大便通畅。无意中听说中药单方治疗便秘效果不错，并且没有副作用，我想试一试，苦于没有治疗便秘的单方，麻烦您介绍一下治疗便秘常用的单方有哪些？

解答： 人们常说"单方治大病"，若应用得当，单方治疗便秘确实能够收到很好的疗效。在长期的实践中，人们总结有众多行之有效的治疗便秘的单方，下面选取几则常用者，从处方、用法、主治三方面予以介绍。

方 一

处方：火麻仁、柏子仁各9克。

用法：将火麻仁、柏子仁均微炒研细，以绢包起，水煎 20 分钟，过滤取汁，加适量白糖，1 次顿服，每日 1 剂。

主治：热结肠燥便秘。

方 二

处方：大黄 30 克，火麻仁、桃仁各 6 克，当归 3 克。

用法：将上述药物分别研细混匀，炼蜜为丸，如梧桐子大小，每次 2~4 丸，每日 1~2 次，温开水送服。

主治：热结肠燥便秘。

方 三

处方：槟榔、厚朴各 6 克，橘叶 9 克。

用法：每日 1 剂，将上药一同放入砂锅中，水煎取汁，两次药液混合后，分早晚 2 次服。

主治：气滞便秘。

方 四

处方：莱菔子、火麻仁各 250 克，蜂蜜适量。

用法：将莱菔子、火麻仁共炒香，研成细末，装瓶备用。每次取半匙，加蜂蜜 1 匙，用开水冲服，每日 2 次，分早晚服。

主治：习惯性便秘。

方 五

处方：党参、炒枳壳、火麻仁各等份。

用法：将上药共研为细末，炼蜜为丸，每次 20 克，每日 2 次，用米汤送服。

主治：妇女产后便秘及气虚便秘。

方 六

处方：炙黄芪 15 克，火麻仁、苏子各 10 克。

用法：每日 1 剂，将上药一同放入砂锅中，水煎取汁，两次药液混合后，分早晚 2 次服。

主治：气虚便秘。

方 七

处方：当归、肉苁蓉各 20 克。

用法：每日 1 剂，用开水冲泡，代茶饮。

主治：血虚便秘、老年人习惯性便秘。

方 八

处方：黄芪、枳实、威灵仙各等份。

用法：将上药共研为细末，炼蜜为丸，如梧桐子大，每次 2 克，每日 2 次，用姜汤送服。

主治：老年人津枯肠燥便秘。

方 九

处方：玄参、麦冬各 50 克，生地 50~100 克。

用法：每日 1 剂，水煎取汁，分早晚 2 次服，连服 3 日为 1 个疗程。

主治：阴虚肠燥便秘。

方 十

处方：炒决明子、肉苁蓉各 10 克，蜂蜜适量。

用法：每日 1 剂，将炒决明子、肉苁蓉一同放入茶杯中，用沸水冲泡，加盖闷 10 分钟，去药渣后调入适量蜂蜜，代茶饮用。

主治：习惯性便秘及老年人便秘。

23 治疗便秘常用的验方有哪些？

咨询： 我以前每天排便 1 次，不干不稀，成条状，近段时间不仅 3~5 天才排便 1 次，还总是坚硬难解。我知道这是患便秘了，不想用西药，因为西药不良反应太多，听说中医有很多治疗便秘的验方效果不错，想试一试。请您告诉我治疗便秘常用的验方有哪些？

解答： 用于治疗便秘的验方有很多，如果恰当应用确实效果不错。需要注意的是每个验方都有其适用范围，选用验方一定要由有经验的医师指导，切不可自作主张生搬硬套地选用，以免引发不良事件。下面介绍几则治疗便秘的验方，您可咨询一下医生，看是否可以选用。

（1）运肠汤

药物组成：当归、桃仁各 12 克，厚朴、枳壳、麦冬、玄参、槟榔、木香各 10 克，生地、蒲公英、柴胡各 15 克，生白术 30 克，甘草 6 克。

应用方法：每日 1 剂，文火水煎取汁计 300~400 毫升，分早晚 2 次空腹服，15 日为 1 个疗程，疗程间隔 3~5 日，视病情可连续用药 2~3 个疗程。

功能主治：疏肝健脾，益气生津，顺气导滞。主治结肠慢传输型便秘。

（2）通便汤

药物组成：白术40克，黄芪、火麻仁、太子参、山药各20克，杏仁、肉苁蓉、当归、郁李仁各15克，枳壳、厚朴、白芍、甘草各10克。

应用方法：每日1剂，水煎取汁，分早、晚2次服，7日为1个疗程。

功能主治：益气润肠，导滞通便。主治老年性便秘。

（3）润肠汤

药物组成：太子参、白芍各30克，黄芪40克，肉苁蓉、郁李仁、炒白术、枳实、枳壳各15克，柏子仁、炒莱菔子、当归、生地、槟榔各20克，甘草6克。

应用方法：每日1剂，水煎取汁，分早、晚2次服，30日为1个疗程。

功能主治：益气养血，滋阴润肠通便。主治老年性便秘。

（4）慢传通导汤

药物组成：厚朴、清半夏、杏仁、桃仁、炙甘草各10克，炒莱菔子、陈皮、当归、瓜蒌仁、生地、白芍各15克。

应用方法：每日1剂，水煎取汁，分早、晚2次餐前服，30日为1个疗程。

功能主治：理气解郁，润肠通便。主治结肠慢传输型（气机郁滞型）便秘。

（5）补肾益气汤

药物组成：肉苁蓉、生何首乌、核桃仁、熟地、生黄芪各15克，当归、党参、白术、柴胡、升麻、炒枳壳各9克，蜂蜜（分2次冲服）20克。

应用方法：每日1剂，水煎取汁，分早、晚2次服，若服之呕吐者，可配合生姜 2~3 片煎水服。

功能主治：补肾益气，润肠通便。主治老年习惯性便秘。

（6）加味济川煎

药物组成：肉苁蓉、火麻仁各 20 克，当归 12 克，牛膝、生何首乌各 15 克，泽泻、枳壳各 10 克，升麻 3 克。气虚甚者加党参；腹胀甚者加厚朴；阴虚者加玄参。

应用方法：每日 1 剂，水煎取汁，分早、中、晚 3 次餐后服，6 日为 1 个疗程。

功能主治：补虚益肾，润肠通便。主治老年性便秘。

（7）八珍汤加味方

药物组成：当归、白芍各 10 克，川芎、党参、茯苓、白术、杏仁、郁李仁各 9 克，熟地、肉苁蓉、决明子各 12 克，火麻仁、炙甘草各 6 克。阳虚加制附片 5 克，炮姜、肉桂各 6 克，核桃仁 10 克，肉苁蓉加量至 15 克；阴虚加玄参 12 克，麦冬 15 克，生地 10 克。

应用方法：每日 1 剂，水煎 2 次，共取汁计 400 毫升，分早、晚 2 次服。

功能主治：补益气血，润肠通便。主治老年性便秘。

（8）肃肺润肠汤

药物组成：苏子 15 克，杏仁、阿胶(烊化)、枳壳各 10 克，沉香 4 克。气虚加蜜炙黄芪、党参；血虚加当归、白芍；阴虚加麦冬、枸杞子；阳虚加肉苁蓉、牛膝；热灼津枯加生地、玄参；气滞加木香、陈皮。

应用方法：每日 1 剂，水煎取汁，分早、晚 2 次服，7 日为 1 个疗程，用药 2 个疗程。服药期间纠正饮食习惯，禁食辛辣之品，增加运动量，定时排便。

功能主治：肃肺润肠通便。主治药物依赖性便秘。

（9）益气活血润肠汤

药物组成：黄芪 30 克，党参、杏仁、柏子仁、桃仁、赤芍、肉苁蓉各 15 克，白术、火麻仁、生地、当归各 20 克，红花 10 克。

应用方法：每日 1 剂，水煎取汁，分早、晚 2 次服，14 日为 1 个疗程。

功能主治：益气活血，润肠通便。主治老年性便秘。

（10）升清降浊通便汤

药物组成：升麻、肉苁蓉、生黄芪各 15 克，杏仁、炒莱菔子、枳壳、半夏各 10 克，生白术 25 克。

应用方法：每日 1 剂，水煎取汁，分早、晚 2 次服。

功能主治：通调三焦，升清降浊，润肠通便。主治慢性便秘。

24 如何选择治疗便秘的中成药？

咨询：我患有习惯性便秘，正在服用中药汤剂，效果不错，可天天煎煮中药不太方便，想改用中成药巩固治疗。听说治疗便秘的中成药有很多，选用中成药也有讲究，用之不当不仅难以取得应有的效果，还会引发不良反应。请您讲一讲如何选择治疗便秘的中成药？

解答：用于治疗便秘的中成药的确有很多，它们各有不同的使用范围，临床上如何选择使用，直接关系到治疗效果，作为便秘患者，了解一些这方面的知识是很有必要的。

通常情况下，便秘患者应根据医生的医嘱选择使用中成药，在选用中成药前，首先要仔细阅读说明书，了解其功效和主治，之后根据具体的病情，做到有的放矢的使用。

（1）医生指导：虽然相对西药而言中成药的不良反应要少得多，但是由于中成药有其各自的功效、适应证，若药不对症，不仅无治疗作用，反而会加重病情，甚至引发不良反应，因此便秘患者一定要在医生的指导下选用中成药。

（2）阅读标签：大凡中成药，在其外包装上都有标签，有的还有说明书，不论是标签还是说明书，都标明了该药的功效、适应证、用法用量、注意事项等，仔细阅读中成药上面的标签和说明书，对正确选用中成药大有好处。

（3）辨病选药：即根据便秘的诊断选药，这些药物都是针对便秘而研制的，一般无明显的寒热偏性，只要诊断明确即可依病选用。如对老年人便秘和习惯性便秘，均可选用麻仁润肠丸、麻仁软胶囊、复方芦荟胶囊等治疗。

（4）辨证选药：即根据便秘的不同证型，依据临床症状的不同进行选药。如血虚便秘可选用归脾丸或五仁丸，阴虚便秘可选用六味地黄丸或知柏地黄丸，燥热便秘可选用麻子仁丸或大黄通便冲剂等。

（5）综合选药：即综合考虑便秘患者的病情及临床表现来选择适宜的中成药。有时患者病情较重，且临床表现复杂，可选用两种或两种以上的药物，通过多种途径给药，方能取得好的效果。比如老年人即有明显的气虚症状，又出现脘腹胀满、大便秘结不通，治疗宜补气与通便并行，可选用补中益气丸配合五仁丸，同时还应注意随病情的变化随时调整、更改用药。

25 治疗便秘常用的中成药有哪些？

咨询： 我以前每天排便1次，不干不稀，成条状，近段时间不仅1周左右才排便1次，还总是像羊粪一样坚硬难解。我知道这是患便秘了，但不想用西药，担心西药有不良反应，而服用中药汤剂又太麻烦，想用中成药调理一下。请问治疗便秘常用的中成药有哪些？

解答： 的确像您所说的那样，西药较中药有较多的不良反应，服用中药汤剂又太麻烦，相比之下，中成药具有组方严谨、疗效确切、便于携带、服用方便、不良反应少等特点，所以深受广大便秘患者的欢迎。用于治疗便秘的中成药有很多，它们有着不同的适用范围，下面选取临床较常用者，从药物组成、功能主治、用法用量、注意事项几个方面逐一介绍，但要切记，如果要用的话，一定要在医生的指导下选用，以免引发不良事件。

（1）便秘通

药物组成：白术、肉苁蓉、枳壳。

功能主治：健脾益肾，润肠通便。用于治疗脾虚便秘及脾肾两虚型便秘，症见大便秘结、面色无华、腹胀、神疲乏力、头晕耳鸣、腰膝酸软等。

用法用量：每次20毫升（浸膏剂，每瓶20毫升），每日2

次，早晚服之，1个月为1个疗程。

注意事项：实热证者不宜用，孕妇慎用。

（2）更衣丸

药物组成：芦荟、朱砂。

功能主治：泻火通便。用于治疗病后津液不足、肝火郁滞、肠胃燥热、肠道湿热等引起的大便秘结。

用法用量：每次1.5~3克（每20粒重3克），每日1~2次，温开水送服。

注意事项：孕妇忌用，年老体弱者慎用。本品含有有毒之朱砂，不可过服、久服。

（3）桑椹膏

药物组成：黑桑椹、蜂蜜。

功能主治：养血补肝肾，润燥通大便。用于治疗血虚、肝肾阴虚以及老年肠燥之大便秘结。

用法用量：每次15克，每日2次，温开水冲服。

注意事项：脾胃虚寒者忌服。

（4）三黄片

药物组成：大黄、黄芩、黄连。

功能主治：清热泻火，润肠通便。用于治疗三焦热盛之大便秘结、口舌生疮、咽喉肿痛、心烦口渴等。

用法用量：每次4片（每片0.25克），每日3次，温开水送服。

注意事项：本品具有大苦大寒之性，清热力强，诸虚证之便秘不宜用，孕妇忌用。

（5）秘治胶囊

药物组成：大黄、甘草浸膏等。

功能主治：清热导滞，缓泻通便。用于治疗胃肠实热造成的便秘。主要症状为大便干结，排便困难，甚至出现肛裂，伴有口苦口干、小便短赤等。

用法用量：每次3粒（每粒0.35克），每日1次，口服，可连续服用3日，见效后可随时停药。

注意事项：虚秘及孕妇忌服。

（6）五仁润肠丸

药物组成：熟地、桃仁、火麻仁、郁李仁、柏子仁、肉苁蓉、陈皮、大黄、当归、松子仁。

功能主治：润肠通便。用于治疗津液亏少、肠道失润之便秘，腹胀食少。

用法用量：每次1丸（每丸重9克），每日2次，温开水送服。

注意事项：孕妇忌用。

（7）大黄清胃丸

药物组成：大黄、槟榔、黄芩、羌活、牵牛子、芒硝等。

功能主治：行气导滞，泻火通便。用于治疗肠胃积热、饮食停滞所致的便秘。主要症状为大便干燥秘结，伴有口舌干燥、面红身热、不思饮食、腹胀腹痛、小便短赤等。

用法用量：每次1丸（每丸重9克），每日2次，温开水送服。

注意事项：孕妇忌服。

（8）麻仁软胶囊

药物组成：火麻仁、苦杏仁、大黄、枳实。

功能主治：润肠通便，泄热行气。用于治疗老年人便秘、习惯性便秘、久病或术后便秘，以及痔疮伴有便秘等，中医辨证属胃肠燥热者。

用法用量：每次1~2粒（每粒0.5克），每日3次，温开水送服。

注意事项：孕妇忌用，年老体弱者慎用。

（9）通便灵胶囊

药物组成：番泻叶、当归、肉苁蓉。

功能主治：泄热导滞，润肠通便。用于治疗热结大肠之一时性腹胀便秘、老年人习惯性便秘，以及长期卧床之便秘。

用法用量：每次5~6粒（每粒0.25克），每日1次，温开水送服。

注意事项：孕妇忌用。

（10）麻仁润肠丸

药物组成：火麻仁、杏仁、大黄、木香、白芍。

功能主治：清热导滞，润肠通便。用于治疗胃肠积热、津液不足、肠道失润所致的大便秘结。主要症状为面红身热，口舌干燥，腹胀腹痛，小便短赤，大便秘结。

用法用量：每次1~2丸（每丸重6克），每日2次，温开水送服。

注意事项：服药期间忌食辛辣食物。脾胃虚寒者忌用，孕妇慎用。

（11）木香槟榔丸

药物组成：木香、槟榔、三棱、黄连、黄柏、大黄、枳壳、陈皮、青皮、香附、莪术、牵牛子、芒硝。

功能主治：行气导滞，泄热通便。用于治疗饮食不消、积滞内停、气机壅阻、郁而化热所致的大便秘结不通，脘腹胀满疼痛。

用法用量：每次 1 袋（每袋重 6 克），每日 2 次，温开水送服。

注意事项：孕妇忌用，年老体弱者慎用。

（12）苁蓉通便口服液

药物组成：肉苁蓉、何首乌、枳实、蜂蜜。

功能主治：滋阴补肾，润肠通便。用于治疗老年人习惯性便秘，以及病后、产后虚弱性便秘。

用法用量：每次 10~20 毫升，每日 1 次，晚上睡前或晨起服。

注意事项：孕妇慎用。

26 如何用针刺疗法辨证治疗便秘？

咨询：我是乡村医生，参加乡村医生实用中医技术培训时，听老师讲用针刺疗法辨证治疗便秘简单易行，效果很好，我准备用这个方法给几位便秘患者调理一下，可惜具体如何治疗当时没有细讲，我要问的是<u>如何用针刺疗法辨证治疗便秘？</u>

解答：针刺疗法辨证治疗便秘，是根据便秘临床证型的不同，选取相应的穴位和针刺手法进行针刺治疗，此方法突出中医辨证论治之特色，针对性强，疗效确实很好。下面介绍一下便秘常见证型的临床表现、治疗原则、选用穴位以及针刺方法。

（1）燥热内结型：临床表现为大便干结，腹部胀满，口干口臭，心烦不安，小便黄赤，查舌质红，苔黄燥，脉滑数。治宜泄热通便，选取大肠俞、天枢、支沟、内庭、上巨虚、历兑、曲池穴，针刺用泻法，持续行针5分钟，以泄热保津通便。

（2）热盛伤阴型：临床表现为大便秘结，腹部不舒，口干唇裂，小便黄少，查舌质红绛，舌苔黄燥少津，脉细数。治宜清热滋阴润肠，选取大肠俞、天枢、上巨虚穴，针刺用泻法泻大肠之热；选取三阴交、太溪穴，针刺用补法以滋阴增液。通常持续行针5分钟。

（3）肝火旺盛型：临床表现为暴怒伤肝后大便干燥，胸胁胀满，头痛头晕，目赤口苦，查舌质红，苔黄，脉弦数。治宜清肝通便，选取太冲、肝俞、大肠俞、太溪穴，针刺用泻法。通常留针20分钟，间断行针。

（4）痰热阻肺型：临床表现为咳嗽痰黄，胸闷腹胀，大便干燥，查舌质暗红，舌苔黄腻，脉滑数。治宜清肺化痰通便，选取肺俞、列缺、丰隆、大肠俞、天枢穴，针刺用泻法。通常持续行针5分钟。

（5）气血不足型：临床表现为便秘，体倦神疲，头晕目眩，心悸失眠，爪甲色淡无华，口唇淡，查舌质淡红，苔薄白，脉细弱。治宜补气养血，选取脾俞、胃俞、气海、足三里、三阴交、大肠俞、关元穴，针刺用补法。通常每次留针10分钟，间断行针。

（6）脾肾阳虚型：临床表现为大便秘结，腰背冷痛，四肢发凉，恶寒怕冷，小便清长，查舌质淡，苔薄白，脉沉弱。治宜补肾助阳，选取肾俞、脾俞、命门、关元穴，针刺用补法。通常每次留针10分钟，间断行针。

除上述辨证分型取穴治疗外，还可在选取治疗便秘的主穴的基础上，结合辨证配穴治疗。通常主穴选取大肠俞、天枢、支沟、上巨虚。热结便秘加合谷、曲池穴；热结伤阴便秘加三阴交、太溪穴；肝火便秘加太冲穴；气滞便秘加气海、阳陵泉穴；痰热便秘加丰隆、肺俞穴；气血两虚便秘加脾俞、气海穴；脾肾阳虚便秘加肾俞、脾俞、命门穴等。实秘针刺用泻法，虚秘针刺用补法，寒秘可配合灸法。

27 怎样用耳针疗法调治便秘？

咨询： 我患便秘已有一段时间了，但不想吃药，担心出现药物依赖，从网络上看到用耳针调治便秘简单易行，没有什么不良反应，准备试一试。但不知道在家能不能进行耳针治疗，也不清楚如何进行操作，我想了解一下，麻烦您讲一讲怎样用耳针疗法调治便秘？

解答： 这里首先告诉您，耳针疗法是中医针灸学的重要组成部分，其治疗是由针灸医生完成的，在家里不能自己进行耳针治疗。

耳针疗法是在耳廓上一定部位（穴位）进行针刺，以达到治疗调养疾病目的的一种独特治病方法。根据中医学理论，"耳为宗脉之所聚"，耳通过经络系统与全身各脏腑组织器官密切联系。针刺耳部穴位，可以通过经络系统调整全身各脏腑器官的功能活动，达到调和气血、恢复机体阴阳平衡、调治疾病的目的。

现代研究表明，耳穴在耳廓的分布有一定的规律，与头面部相应的穴位分布在耳垂，消化道相应穴位分布在耳轮脚周围成环形排列等，整个耳廓穴位分布好像一个倒置的胎儿。治疗便秘通常选取耳穴之大肠、直肠下段、脾、交感。耳针治疗时，针刺法要在强刺激后留针30分钟，留针期间捻转2次；或采用埋针法、中药王不留行籽贴压法、小磁珠贴压法等方法治疗。埋针法及贴压法通常2~3日更换1次。以上方法对老年性便秘、习惯性便秘较为适宜。

28 调治便秘常用的艾灸处方有哪些？

咨询：我朋友前段时间患便秘，是通过艾灸气海、支沟、上巨虚穴调治好的，我爱人近来大便也是坚硬难解，找中医就诊，医生让艾灸天枢、气海、上巨虚穴。听说调治便秘的艾灸处方有很多，我想进一步了解一下，麻烦您告诉我调治便秘常用的艾灸处方有哪些？

解答：艾灸方法简单易行，人们乐于接受，是治疗调养便秘常用的方法。就像您所知道的那样，艾灸调治便秘所用的穴位并不一样，也需根据病情辨证立法，制定艾灸处方。

用于调治便秘的艾灸处方有很多，有经验的医生会根据病情的需要灵活选用，作为患者是很难掌握的。下面选取几个调治便秘常用的艾灸处方，从取穴、操作、适应证三方面逐一介绍。

《处方一》

取穴：神阙。

操作：取食盐适量研为细末，放置于神阙穴，填平脐窝，上置黄豆大艾炷灸之。通常每次施灸5~10壮，每日或隔日灸治1次，7~10次为1个疗程。施灸时使患者感到脐中发热，以能耐受为度。

适应证：冷秘。

《处方二》

取穴：肾俞、命门、脾俞、天枢、关元。

操作：患者取适当的体位，采用艾炷隔姜灸的方法，穴位上放3毫米厚的姜片，中穿数孔，姜片上放中艾炷，依次灸治肾俞、命门、脾俞、关元穴。通常每次每穴灸3~7壮，每日或隔日灸治1次，5~10次为1个疗程。

适应证：脾肾阳虚型便秘。

《处方三》

取穴：天枢、大肠俞、命门、脾俞、肾俞、关元。

操作：患者取适当的体位，采用艾炷隔姜灸的方法，穴位上放3毫米厚的姜片，中穿数孔，姜片上放中艾炷，依次灸治天枢、大肠俞、命门、脾俞、肾俞、关元穴。通常每次每穴灸3~7壮，每日或隔日灸治1次，5~10次为1个疗程。

适应证：脾肾阳虚型便秘。

《处方四》

取穴：大肠俞、天枢、支沟、脾俞、胃俞、足三里、三阴交。

操作：患者取适当的体位，每次选取 3~5 个穴位，穴位上放 3 毫米厚的姜片，中穿数孔，姜片上放中艾炷，采用艾炷隔姜灸的方法，依次进行灸治。通常每次每穴灸 5~10 壮，每日或隔日灸治 1 次，7~10 次为 1 个疗程。

适应证：虚秘。

《处方五》

取穴：天枢、气海、上巨虚。

操作：患者取适当的体位，采用温和灸的方法，用艾条依次悬灸天枢、气海、上巨虚穴。通常每次每穴熏灸 5~10 分钟，每日灸治 1 次，7~10 次为 1 个疗程。

适应证：习惯性便秘。

《处方六》

取穴：大肠俞、天枢、支沟、上巨虚、脾俞、气海。

操作：患者取适当的体位，采用温和灸的方法，用艾条依次悬灸大肠俞、天枢、支沟、上巨虚、脾俞、气海穴。通常每次每穴熏灸 5~10 分钟，每日灸治 1 次，7~10 次为 1 个疗程。

适应证：气血不足型便秘。

《处方七》

取穴：气海、支沟、上巨虚。

操作：患者取适当的体位，采用温和灸的方法，用艾条依次悬灸气海、支沟、上巨虚穴。通常每次每穴熏灸 5~10 分钟，每日灸治 1 次，7~10 次为 1 个疗程。

适应证：老年性便秘。

《处方八》

取穴：脾俞、胃俞、大肠俞、天枢、支沟、足三里、三阴交。

操作：患者取适当的体位，采用温和灸的方法，用艾条依次悬灸上述穴位，以使局部有温热感而无灼痛为度。通常每次选用 3~5 个穴位，每穴熏灸 5~15 分钟，每日或隔日灸治 1 次，7~10 次为 1 个疗程。

适应证：虚秘。

《处方九》

取穴：天枢、气海、上巨虚。

操作：患者取适当的体位，采用艾炷隔姜灸的方法，穴位上放 3 毫米厚的姜片，中穿数孔，姜片上放中艾炷，依次灸治天枢、气海、上巨虚穴。通常每次每穴灸 3~7 壮，每日或隔日灸治 1 次，5~10 次为 1 个疗程。

适应证：习惯性便秘。

《处方十》

取穴：气海、支沟、上巨虚。

操作：患者取适当的体位，采用艾炷隔姜灸的方法，穴位上放 3 毫米厚的姜片，中穿数孔，姜片上放中艾炷，依次灸治气海、支沟、上巨虚穴。通常每次每穴灸 3~7 壮，每日或隔日灸治 1 次，5~10 次为 1 个疗程。

适应证：老年性便秘。

29 应用艾灸疗法调治便秘应注意什么?

咨询： 我今年79岁，患有顽固性便秘，每次排便都像"过关"一样，很是痛苦，女儿听说艾灸能调治顽固性便秘，特地买了艾条，想让我艾灸一段时间，她告诉我艾灸调治便秘有很多注意点，艾条时要小心。我想了解一下应用艾灸疗法调治便秘应注意什么?

解答： 艾灸治疗调养疾病确实有很多注意点，了解这些注意点，是保证艾灸疗法安全有效的前提和基础。下面介绍一下应用艾灸疗法调治便秘时的注意事项。

（1）艾灸疗法较适宜于中医辨证属于虚秘、冷秘的患者。在应用艾灸疗法调治便秘时，应以中医学理论为指导，根据便秘患者的病情和体质选择合适的穴位和艾灸方法，严防有艾灸禁忌证的患者进行艾灸治疗。施灸时取穴要准确，灸穴不宜过多，火力要均匀，切忌乱灸、暴灸。同时要注意严格消毒，防止感染发生。

（2）施灸的顺序，一般是从上至下，先背部、后腹部，先头部、后四肢，先灸阳经、后灸阴经，在特殊情况下则可灵活运用，不必拘泥。对皮肤感觉迟钝的患者，施治过程中要不时用手指置于施灸部位，以测知局部皮肤的受热程度，便于随时调节施灸的距离，避免烫伤。

（3）施灸过程中要严防艾火滚落烧伤皮肤或烧坏衣服、被褥等，施灸完毕必须把艾条、艾炷之火熄灭，以防复燃发生火灾。施灸后还要做好灸后处理，以避免感染等不良反应发生。

（4）艾灸疗法调治便秘的作用局限且较弱，临床中应注意与药物治疗、饮食调养、运动锻炼等配合应用，以提高临床疗效。

30 贴敷疗法为什么能调治便秘？

咨询：我以前每日排便1次，不干不稀，成条状，近段时间不知为什么，不仅1周左右才排便1次，大便还总是坚硬难解。同事给我介绍了1个药物贴敷的方子，说不吃药、不打针，通过贴敷就能调治好便秘，我不太相信。我想知道贴敷疗法为什么能调治便秘？

解答：这里首先告诉您，贴敷疗法确实能调治便秘。贴敷疗法是应用天然药物或泥、蜡等材料，在人体体表某一部位外敷或贴穴，通过肌肤吸收或借助对穴位、经络的刺激作用来治疗疾病的一种外治方法。

贴敷疗法历史悠久，在远古时代，人们就已应用泥土、草根、树皮等外敷伤口，春秋战国时期的《周礼·天官》就记载了运用外敷药物治疗疮疡的方法，《五十二病方》则记载有多种外敷方剂治疗创伤、外病等。时至清代，吴师机的《理瀹骈文》则集贴敷疗法之大成，标志着贴敷疗法的临床应用达到了较为完善的水平。现今，贴敷疗法更是广泛应用于内、外、妇、儿、五官、伤科等的许多疾病中，贴敷的方法也由单纯的天然药物外敷，发展为离子导入、与磁电结合等方法，加强了贴敷疗法的治疗效果。

贴敷疗法以取材简单、方便实用、价格低廉、副作用较少、适应证广泛而著称，不仅可治疗所敷部位的病变，而且可以通过经络"内属脏腑，外络肢节，沟通表里，贯通上下"的作用，选择针对疾病的经络穴位，治疗全身性疾病。贴敷疗法主要是通过药物自身的作用、局部刺激作用以及经络调节作用，疏通经络，调和气血，调整脏腑功能，达到防治疾病目的的。药物贴敷法是最常用的贴敷疗法，和中医其他疗法一样，也是以中医学整体观念和辨证论治为指导思想的，正如清代医家吴师机所说："外治之理，即内治之理，外治之药，亦即内治之药，所异者法耳。"也就是说，内治和外治法的理、方、药三者是相同的，不同者仅仅是方法各异而已。

药物贴敷法（简称药敷疗法）所用中草药不经消化道吸收，其治疗调养便秘的疗效独特，根据便秘患者的不同证型，按药物性味、归经及作用进行辨证选药，使外敷药通过肌肤毛孔吸收，发挥药物自身的治疗作用，"外惹内效"，调整脏腑功能，调和阴阳气血，可收到健脾和胃、泄热导滞、理气和中、润肠通便等治疗效果，不仅有助于消除腹部胀满不适、疼痛等症状，还能促进排便，纠正便秘。同时，外敷药物对穴位的刺激，可改善局部血液循环，通过经络的传导作用以补虚泻实，促进阴阳平衡，增强机体抗病能力，使脏腑功能更加协调，这也有助于保持大便通畅和纠正便秘。

31 调治便秘常用的贴敷处方有哪些?

咨询： 我们单位的老朱，1年前患顽固性便秘，是用中药外敷调治好的。我近段时间不仅3~5天才排便1次，大便还总是像羊粪一样坚硬难解，我知道这是患便秘了，也想用贴敷的方法试一试，但没有贴敷的处方，请您给我介绍一下调治便秘常用的贴敷处方有哪些?

解答： 这里首先明确一点，贴敷疗法只是中医诸多治疗调养便秘方法中的一种，其作用局限且较弱，通常宜与其他治疗调养方法配合应用，以提高疗效。适用于调治便秘的贴敷处方有很多，它们各有不同的适用范围，下面介绍一些临床常用的处方。

〈处方一〉

配方：甘薯叶60克，红糖适量。

用法：将甘薯叶洗净捣烂，加入红糖调成糊状，贴敷于脐部，外用敷料覆盖，胶布固定。

适应证：便秘。

〈处方二〉

配方：大黄10克，白酒适量。

用法：将大黄研为细末，用白酒调成糊状，敷于脐部，外用敷料覆盖，胶布固定，再用热水袋热敷10分钟左右。通常每日换药 1 次，可连用数日。

适应证：热秘。

〈处方三〉

配方：芒硝 9 克，皂角末 1.5 克。

用法：将芒硝加水溶解后，再加入皂角末，调成糊状，敷于神阙穴上，外用敷料覆盖，胶布固定。

适应证：热秘。

〈处方四〉

配方：大田螺 3 个，食盐适量。

用法：将大田螺洗净捣烂，加入食盐少许调成膏状，敷于气海穴上，外用敷料覆盖，胶布固定。

适应证：热结便秘。

〈处方五〉

配方：商陆 10 克。

用法：将商陆研为细末，用开水调成糊状，敷于鸠尾穴（剑突下，脐上 7 寸处）上，外用敷料覆盖，胶布固定。

适应证：便秘。

〈处方六〉

配方：甘遂 3 克，麝香 0.3 克，食盐（炒）5 克。

用法：将甘遂、麝香、食盐一同研为细末，每次取适量，敷于神阙穴上，外用敷料覆盖，胶布固定。也可在神阙穴上加用艾灸，效果更佳。

适应证：大便秘结。

〈处方七〉

配方：蜗牛（连壳）5~6个，麝香粉0.15克。

用法：将蜗牛洗净捣烂，压成饼状备用。先把麝香粉纳入神阙穴，再将蜗牛饼盖在麝香粉上，外用敷料覆盖，胶布固定，隔日换1次。

适应证：热结便秘。

〈处方八〉

配方：桃仁、杏仁、生大黄、芒硝各等份。

用法：将上药一同研为细末，混匀后装瓶备用。每次取药末2克，用开水调成糊状，敷于脐部，外用敷料覆盖，胶布固定，通常每日换药1次。

适应证：热秘。

〈处方九〉

配方：大黄20克，槟榔12克，厚朴18克，白术15克。

用法：将上药一同研为细末，混匀后装瓶备用。每次取药末适量，填塞于肚脐，外用敷料覆盖，胶布固定。通常每日换药1次，可连用3天。

适应证：虚秘。

〈处方十〉

配方：杏仁、葱白、食盐各适量。

用法：将杏仁、葱白、食盐一同捣烂，调成膏状，涂敷于手心或足心，外用敷料覆盖，胶布固定。

适应证：大便秘结，质硬难排。

配方：芫花、大戟、甘遂各等份，蜂蜜、大枣各适量。

用法：将大枣去核、烘干，与芫花、大戟、甘遂共研为细末，炼蜜为丸，密封于干燥处保存备用。用时取适量，加开水调成膏状，分摊于胶布上，贴敷于神阙、天枢（双）和大肠俞穴（双）上。通常每次贴敷 48~72 小时，3 次为 1 个疗程。

适应证：便秘。

处方十二

配方：葱白 3 根（连须不洗，擦去泥即可），生姜 10 克，食盐 3 克，淡豆豉 10 粒。

用法：将葱白、生姜、食盐、淡豆豉一同捣烂混匀，制成药饼，之后把药饼放在火上烘热，罨于神阙穴上，用绷带固定，冷后再换。

适应证：大便秘结。

32 应用贴敷疗法调治便秘应注意什么？

咨询：我今年 67 岁，患便秘已很长一段时间了，用了好多办法，效果都不太好。听医生说在服用中药的同时配合贴敷疗法，能明显提高治疗便秘的疗效，我想试一试，但又不清楚贴敷疗法调治便秘有哪些注意点。我要问的是应用贴敷疗法调治便秘应注意什么？

解答： 为了保证贴敷疗法调治便秘安全有效，避免不良反应发生，在应用贴敷疗法调治便秘时，应注意以下几点。

（1）注意局部消毒：敷药局部要注意进行清洁消毒，可用75%乙醇做局部皮肤擦拭，也可用其他消毒液洗净局部皮肤，然后敷药，以免发生感染。

（2）做到辨证选药：外敷药和内服药一样，也应根据病情的不同辨证选药，抓着疾病的本质用药，方能取得好的治疗疗效，切不可不加分析地乱用。贴敷疗法必须在医生的指导下，掌握操作要领和注意事项，严禁有贴敷禁忌证者进行贴敷治疗。

（3）注意其适应证：贴敷疗法虽然能调治便秘，但其作用较弱，只适于病情较轻的习惯性便秘及老年便秘患者，对于严重便秘、粪嵌塞者以及伴有其他器质性疾病者，则非本法所适宜。贴敷部位皮肤有破损者，不宜采用贴敷疗法。在应用贴敷疗法时，可配合药物治疗、饮食调理等，以提高临床疗效。

（4）正确选穴敷药：在应用穴位敷药时，所取穴位不宜过多，每穴用药量宜小，贴敷面积不宜过大，时间不宜过久，便秘患者常以神阙穴为主要施治穴位。要注意外敷药物的干湿度，过湿容易使药糊外溢，太干又容易脱落，一般以药糊为稠厚状、有一定的黏性为度。

（5）重视不良反应：一些刺激性较大或辛辣性药物对皮肤有一定的刺激作用，可引起局部皮肤红肿、发痒、疼痛、起疱等不良反应；有些患者敷药后还可出现皮肤过敏等现象，还有些患者对胶布或伤湿止痛膏过敏。对这些患者应及时予以对症处理，或改用其他治疗方法。

33 调治便秘常用的拔罐处方有哪些?

咨询: 我生活在豫南,自己拔罐调治小伤小病在我们这里很普遍。近段时间我不仅1周左右才排便1次,大便还总是坚硬难解,我知道这是患便秘了,想在调整饮食结构的同时配合拔罐调理一下,但不知道选用什么拔罐处方。请问调治便秘常用的拔罐处方有哪些?

解答: 拔罐疗法取材方便,简单易学,无需很多特殊的贵重设备,家庭中随处可得的罐、瓶等都可作为拔罐工具进行治疗,而且疗效可靠,使用安全,深受人们的喜欢。

拔罐疗法确实能调治便秘,您近段时间1周左右才排便1次,大便还总是坚硬难解,在调整饮食结构的同时配合拔罐调理是可以的,不过应注意选穴要准确,拔罐的操作方法要恰当,最好在医生的指导下进行。下面介绍几组调治便秘常用的拔罐处方。

《处方一》

取穴:天枢、中脘、期门、阳陵泉、肩井、胃俞、气海。

操作:患者取适当的体位,充分暴露拔罐处皮肤,局部常规消毒后,用抽气法将大小合适的罐具吸拔于天枢、中脘、期门、阳陵泉、肩井、胃俞、气海穴上。通常每日或隔日拔罐1次,每次每穴留罐5~10分钟,7~10次为1个疗程。

适应证:肝郁气滞型便秘。

〈处方二〉

取穴：大肠俞、足三里、天枢、脾俞、胃俞、气海。

操作：患者取适当的体位，充分暴露拔罐处皮肤，局部常规消毒后，用抽气法将大小合适的罐具吸拔于大肠俞、足三里、天枢、脾俞、胃俞、气海穴上。通常每日或隔日拔罐 1 次，每次每穴留罐 5~10 分钟，7~10 次为 1 个疗程。

适应证：血虚型便秘。

〈处方三〉

取穴：合谷、大椎、曲池、中脘、上巨虚、天枢、三焦俞。

操作：患者取适当的体位，充分暴露拔罐处皮肤，局部常规消毒后，用抽气法将大小合适的罐具吸拔于合谷、大椎、曲池、中脘、上巨虚、天枢、三焦俞穴上。通常每日拔罐 1 次，每次每穴留罐 5~10 分钟，10 次为 1 个疗程。

适应证：肠胃积热型便秘。

〈处方四〉

取穴：天枢、气海、上巨虚。

操作：患者取适当的体位，充分暴露拔罐处皮肤，局部常规消毒后，用闪火法将大小合适的罐具吸拔于天枢、气海、上巨虚穴上。通常每日拔罐 1 次，每次每穴留罐 5~10 分钟，5~10 次为 1 个疗程。

适应证：习惯性便秘。

〈处方五〉

取穴：足三里、肺俞、脾俞、关元、内关。

操作：患者取适当的体位，充分暴露拔罐处皮肤，局部常规消毒后，用闪火法将大小合适的罐具吸拔于足三里、肺俞、脾俞、关元、内关穴上。通常每日拔罐1次，每次每穴留罐5~10分钟，5~10次为1个疗程。

适应证：气虚型便秘。

《处方六》

取穴：天枢、脾俞、胃俞、阴陵泉、大肠俞、足三里、气海。

操作：患者取适当的体位，充分暴露拔罐处皮肤，局部常规消毒后，用闪火法将大小合适的罐具吸拔于天枢、脾俞、胃俞、阴陵泉、大肠俞、足三里、气海穴上。通常每日或隔日拔罐1次，每次每穴留罐5~10分钟，7~10次为1个疗程。

适应证：血虚型便秘。

《处方七》

取穴：膈俞、脾俞、胃俞、三焦俞、大肠俞、足三里、上巨虚。

操作：患者取适当的体位，充分暴露拔罐处皮肤，局部常规消毒后，用抽气法将大小合适的罐具吸拔于膈俞、脾俞、胃俞、三焦俞、大肠俞、足三里、上巨虚穴上。通常每日或隔日拔罐1次，每次每穴留罐5~10分钟，7~10次为1个疗程。

适应证：饮食积滞型便秘。

《处方八》

取穴：脾俞、大肠俞、肾俞、上巨虚。

操作：患者取适当的体位，充分暴露拔罐处皮肤，局部常规消毒后，用闪火法将大小合适的罐具吸拔于脾俞、大肠俞、肾俞、上巨虚穴上。通常每日拔罐1次，每次每穴留罐5~10分钟，5~7次为1个疗程。

适应证：阴寒积滞型便秘。

〈处方九〉

取穴：命门、气海、中脘、上巨虚。

操作：患者取适当的体位，充分暴露拔罐处皮肤，局部常规消毒后，用闪火法将大小合适的罐具吸拔于命门、气海、中脘、上巨虚穴上。通常每日拔罐1次，每次每穴留罐5~10分钟，5~10次为1个疗程。

适应证：老年性便秘。

〈处方十〉

取穴：中脘、合谷、天枢、气海、上巨虚、下巨虚。

操作：患者取适当的体位，充分暴露拔罐处皮肤，局部常规消毒后，用抽气法将大小合适的罐具吸拔于中脘、合谷、天枢、气海、上巨虚、下巨虚穴上。通常每日拔罐1次，每次每穴留罐5~10分钟，5~10次为1个疗程。

适应证：习惯性便秘。

34 应用拔罐疗法调治便秘应注意什么?

咨询: 我患有习惯性便秘,以前大便坚硬难解时服 1~2 片酚酞片就能保持大便通畅,近段时间服用酚酞片似乎不起作用了。我女儿给我拿了个拔罐器,让我用拔罐的方法调理一下。听说拔罐调治便秘有很多注意点,我想知道应用拔罐疗法调治便秘应注意什么?

解答: 采用拔罐疗法调治便秘确实有效,您可以用拔罐器拔几天试一试。尽管拔罐疗法操作简单,使用安全,无明显不良反应及禁忌证,但若使用不当,同样会导致不良后果。下面简要介绍一下应用拔罐疗法调治便秘的注意事项。

(1)患者要选择舒适、适当的体位,拔罐过程中不能移动体位,以免罐具脱落;要根据不同部位选择不同口径的罐具,注意选择肌肉丰满、富有弹性、没有毛发及局部平整的部位,以防掉罐,拔罐动作要稳、准、快。

(2)要注意拔罐的禁忌证,凡高热抽搐、皮肤过敏、皮肤有溃疡、水肿及大血管相应的部位不宜拔罐,孕妇的腹部和腰骶部也不宜拔罐,常有自发性出血或损伤后出血不止的患者也不宜使用拔罐法。

(3)在拔罐治疗时,应进行严格消毒,防止感染及乙型肝炎等传染病的发生。拔罐时要保持室内温暖,防止受凉感冒;

拔罐后应避免受凉和风吹，注意局部保暖。

（4）坐罐时应注意掌握时间的长短，以免起疱；起罐时应以指腹按压罐旁皮肤，待空气进入罐中，即可取下，切忌用力硬拔。如果上次拔罐后局部出现的瘀血尚未消退，则不宜在原处再拔罐。

（5）拔罐后局部皮肤出现发红、发紫属于正常现象，可在局部轻轻按揉片刻，不必特殊处理；如果局部皮肤出现小的破溃，也可不做特殊治疗，但应注意保持局部皮肤的清洁与干燥，防止发生细菌感染；对于较大的皮肤糜烂破溃，应将局部消毒处理后，用消毒的纱布敷盖、包扎，避免感染化脓。

（6）拔罐疗法调治便秘适宜于功能性便秘患者，因其作用局限且较弱，临证时应注意与药物治疗、饮食调养、运动锻炼等配合应用，以提高临床疗效。

35 按揉腹部为什么能调治便秘？

咨询： 我今年51岁，近段时间不仅1周左右才排便1次，还总是像羊粪一样坚硬难解。我知道这是患便秘了，但不想服药，担心服药时间长了会出现药物依赖，从网上看到按揉腹部可以调治便秘，我将信将疑。麻烦您讲一讲按揉腹部为什么能调治便秘？

解答： 这里首先告诉您，按揉腹部确实能调治便秘。按揉腹部又称"揉脐腹"或"摩腹"，是在腹部施以一定的手法达到保健养生、调治疾病目的的一种按摩方法。

采用揉腹养生保健、祛病延年在我国已有几千年的历史，如唐代孙思邈在《千金翼方》一书中就有"平日点心饭讫，即自以热手摩腹，出门庭行五六十步"的记载。按揉腹部的保健作用卓著，方法简便易行，患者或其家属经学习或经指导后即能自行操作，深受人们的欢迎。

中医认为腹为五脏六腑之宫城。脾胃居腹内，为人体后天之本，阴阳气血化生之源，又是人体气机升降出入之枢纽。脾主升，胃主降，脾气升则健，胃气降则和。只有清气升而浊气降，才能气化正常，饮食得以正常消化吸收，大便通畅调和。

按揉腹部之所以能调治便秘，是由于按揉腹部的作用特点来决定的。将按揉腹部的作用归纳起来，主要有以下几个方面。

（1）通上下和阴阳：揉腹时手掌按肚脐，以脐为中心按摩，而肚脐是人体一个重要穴位——"神阙穴"，属于人体阴脉之总汇——任脉的要穴，与人体阳脉之总汇——督脉的命门穴相对应。任脉纵行于人体腹侧正中线，督脉纵行于人体背侧脊柱正中线，上在头顶，下在会阴，两脉相连接，总理全身之阴阳。同时脐与诸经百脉相通，所以通过揉脐腹可以调整人体阴阳，使之平衡，则脾胃功能协调，上下通顺。

（2）调整胃肠功能：揉脐腹能使经络疏通，气血流畅，增加腹肌和肠平滑肌血流量，改善其血液循环，调整胃肠功能。同时揉脐腹还可增强腹壁肌肉和肠道平滑肌张力，促进胃肠运动，有利于排便。

（3）健脾胃助运化：按揉腹部还能健脾胃助运化，促进胃肠消化液分泌，加强对饮食的消化吸收及废物粪便的排出，减少胃肠积滞，使胃肠道保持通畅，大便得以畅行而不秘结。

36 怎样用自我按揉腹部通便法调治便秘?

咨询： 我近段时间不仅 3~5 天才排便 1 次，还总是坚硬难解。我知道这是患便秘了，听朋友说纠正便秘既不用吃药，也不用打针，采用按揉腹部通便法进行自我调理就行了，不过具体怎么按揉腹部他没有说清楚，我要问的是**怎样用自我按揉腹部通便法调治便秘?**

解答： 自我按揉腹部通便法以神阙穴、中脘穴为重点进行自我按摩，其方法简便易行，具有通上下、和阴阳、健脾助运等功效，若能持之以恒坚持应用，确实有很好的健身通便效果，是便秘患者自我调理的好办法。下面将自我按揉腹部通便法的按揉方法、按揉时间、注意事项以及适应证介绍如下。

（1）按揉方法：取仰卧位，全身放松，双手摩擦至热时，将一只手手心按于肚脐上，另一手叠放于其上，以神阙、中脘穴为重点，先按顺时针方向绕脐部按揉腹部 50 次（或 5~10 分钟），再按逆时针方向按揉腹部 50 次（或 5~10 分钟）。如果便秘患者欲求排便，则主要取顺时针方向按揉。按揉时用力要适度，动作要轻柔，呼吸要自然。

（2）按揉时间：自我按揉腹部可随时进行，通常每日 1~2 次，以选择晚上入睡前及早晨起床前为好。

（3）注意事项：自我按揉腹部时应排空小便，不宜在饭后立即进行按揉，也不可在过于饥饿的情况下按揉腹部，结肠癌等器质性病变引起的便秘不可采用自我按揉腹部通便法。

（4）适应证：自我按揉腹部通便法适宜于习惯性便秘、老年人便秘等功能性便秘患者，对肥胖伴有便秘者，用自我按揉腹部通便法不仅能治疗其便秘，还具有一定的减肥效果。长期卧床的中风患者极易发生便秘，应用自我按揉腹部通便法能防也能治，且效果良好。健康人，无论男女老幼，坚持进行自我按揉腹部，既能保健养生，又能预防便秘。

37 怎样用延年九转保健按摩法调治便秘？

咨询： 我们单位的张科长前些年患顽固性便秘，是通过坚持每天做 2 次延年九转保健按摩法调治好的。我近段时间不仅 1 周左右才排便 1 次，还总是坚硬难解，也想用延年九转保健按摩法进行调治，但不知道怎么按摩，请问**怎样用延年九转保健按摩法调治便秘？**

解答： 延年九转保健按摩法是以神阙、中脘、上脘、下脘穴为重点，自己按摩脘腹的一种自我保健按摩方法。延年九转保健按摩法有理气宽中、和胃降逆、健脾润肠等作用，对胃痛、胃及十二指肠溃疡、腹胀、便秘、胃肠功能紊乱等有较好的治疗调养作用，也是习惯性便秘、老年性便秘患者自我调养保健的好办法。延年九转保健按摩法共分九节，下面是具体按摩方法。

（1）以两手食指、中指、无名指三指按心窝（剑突下），由左向右顺摩圆，共转21次。

（2）以两手食指、中指、无名指三指，由心窝顺摩圆而下，边摩边移，摩至耻骨联合处止。

（3）以两手食指、中指、无名指三指，由耻骨联合处向两边分摩而上，边摩边移，摩至心窝两手交接为度。

（4）以两手食指、中指、无名指三指，由心窝向下，直推至耻骨联合处21次。

（5）以脐为中心，右手由左下向右上绕摩脐腹21次。

（6）以脐为中心，左手由右下向左上绕摩脐腹21次。

（7）以左手叉腰，拇指向前，其余4指向后，轻轻捏定，以右手食指、中指、无名指，自乳下直推至大腿根21次。

（8）以右手叉腰，拇指向前，其余4指向后，轻轻捏定，以左手食指、中指、无名指，自乳下直推至大腿根21次。

（9）自然盘坐，两手握拳分按两膝上，两足趾稍收屈，将上身自左前向右后旋转21次，然后再自右前向左后旋转21次。摇身时可以逐渐将身向前后倾出，即向前摇时可将胸肩摇出膝前，以至摇伏膝上，向后摇时也尽量后仰。

练习时要凝神静虑，初做轻摩缓动，呼吸自然，姿势1~8节以正身仰卧为主，也可采取自然站式。依次做完前8节为1遍，每次可做2~3遍，最后以第9节摇身为止。通常每日做1~3次，不要间断，做第9节时不可急摇用力。孕妇不宜应用。

38 如何用足底部按摩法调治便秘？

咨询： 我是一名业务员，平时不仅喝水少、吃饭没规律、吃油腻食物多，还经常饮酒，患便秘已有一段时间了。我不想服药，担心服药有副作用，听说足底部按摩法能调治像我这样饮食不当引起的便秘，想试一试，请您告诉我如何用足底部按摩法调治便秘？

解答： 足底部按摩法也称足反射区按摩法、足部健身法，是一种较为流行的治疗保健方法。足底部按摩法的原理是人体各脏腑器官在足部均有其对应区（反射区），用按摩手法刺激这些反射区能引起人体的某种生理变化，从而缓解人体内部的"紧张状态"，即疏通经络气血、调节脏腑功能和阴阳平衡，从而起到治疗保健的作用。

通过按摩足底部的胃、腹腔神经丛、小肠、横结肠、降结肠、乙状结肠、肛门等反射区，能增强消化系统功能，促进胃肠蠕动，是防治功能性便秘行之有效的方法，特别适宜于习惯性便秘、老年性便秘，以及饮食不当，比如吃饭没规律、吃油腻食物、经常饮酒等引起的便秘者练习使用。

您平时出差、应酬较多，不仅喝水少、吃饭没规律、吃油腻食物多，还经常饮酒，这样很容易患便秘。罹患便秘时，采用足底部按摩法进行治疗调养是合适的，下面介绍一下具体操作方法。

操作时便秘者取仰卧位或半卧位，先洗净双足并用温水浸泡双足 10~15 分钟，再以足底、足内侧、足外侧、足背的按摩顺序进行全足按摩，按摩力度视便秘者的耐受能力而定，然后重点按摩胃、腹腔神经丛、小肠、横结肠、降结肠、乙状结肠、肛门。手法力度要均匀，渗透时间稍长些，以点按为主，以稍有刺痛的感觉为宜，并且随着治疗推进，耐受力提高，而逐渐加大刺激量。通常每次按摩治疗 30~45 分钟，每日治疗 1 次，按摩结束后要让患者饮用温开水 300~500 毫升。

39 如何用睡前保健按摩法纠正便秘？

咨询：我们单位的老马患便秘，既没有去医院就诊，也没有吃药，是用睡前保健按摩法调理好的。我近段时间大便总是像羊粪一样坚硬难解，我知道是患便秘了，也想用睡前保健按摩法调治，但不清楚如何按摩。麻烦您介绍一下<u>如何用睡前保健按摩法纠正便秘？</u>

解答：睡前保健按摩法是运动与按摩相结合的一种自我保健强身方法，分叩齿、赤龙搅海、吞津咽液、擦手掌、擦腹腰、转辘轳、浴面以及擦足底，具有调整脏腑功能、强身祛病之功效。便秘患者坚持练习能增强消化系统功能，促进胃肠蠕动，有助于纠正便秘，特别适宜于习惯性便秘和老年性便秘者练习。您患有便秘，想用睡前保健按摩法纠正便秘是可行的，下面介绍一下具体方法。

叩齿：口轻闭，上下牙齿轻叩 32 次，但不要过分碰击。

赤龙搅海：接叩齿后，用舌尖在口腔内齿槽外，先向左逆时针轮转 16 次，再向右顺时针轮转 16 次，使津液满口。

吞津咽液：将口中津液分 3 次慢慢咽下，并随意念下入丹田（脐下 3 寸处）。

擦手掌：两手掌心互相摩擦，直至发热。

擦腹腰：趁两手发热，先擦腹部 3~5 分钟，或以中脘穴为中心，按顺时针方向摩腹 36 次。再用擦腰法将两手掌根及掌面贴附在腰部两侧，适当用力做上下往返摩擦，共擦 36 次左右，以有温热感为度。

转辘轳：双手叉腰，以臂肩带动腰部，先左后右，各转动 36 次。

浴面：两手掌互擦至热，采用浴面的方法，先擦前额部，次擦前额两侧，再擦面颊，每个部位各擦 1~3 分钟，而后擦整个颜面部，以颜面透热为度。

擦足底：擦热手掌，以涌泉穴为中心，搓擦揉摩足底，两足各 36 次。

40 如何用按摩法调治肠胃积热型便秘？

咨询： 我近段时间不仅1周左右才排便1次，还总是坚硬难解。我知道这是患便秘了，找中医就诊，医生说我这种情况属肠胃积热型便秘，建议在服用中成药麻仁润肠丸的同时配合按摩。不过具体怎么按摩他没有说，我想知道如何用按摩法调治肠胃积热型便秘？

解答： 这里首先告诉您，在服用中成药麻仁润肠丸的同时配合按摩，确实能够提高治疗肠胃积热型便秘的疗效。您患的是肠胃积热型便秘，医生建议您在服用中成药麻仁润肠丸的同时配合按摩是合适的。

肠胃积热型便秘即通常所谓的"热秘"，多由于素体阳盛，或热病之后余热留恋，或肺热肺燥下移大肠，或过食醇酒厚味，或过食辛辣，或过服热药，致使肠胃积热，耗伤津液，肠道干涩，粪质干燥，难于排出。肠胃积热型便秘的主要临床表现为大便干结，腹胀腹痛，面红身热，口干口臭，心烦不安，小便短赤，舌质红，苔黄燥，脉滑数。

肠胃积热型便秘的治疗应以清热畅中、通利大便为原则。清热润肠通便法是调治肠胃积热型便秘常用的按摩方法，此法具有清热润肠、益水行舟、通利大便之功效，坚持练习对纠正肠胃积热引起的便秘大有帮助。

操作时患者取俯卧位，操作者立于患者一侧，用双手拇指点按三焦俞、大肠俞、膀胱俞各2分钟；之后患者取仰卧位，两腿屈曲，操作者立于患者一侧，以肚脐为中心，用手掌按顺时针方向摩腹5分钟，点按天枢穴3分钟，最后点按合谷、支沟、照海、内庭穴各2分钟，以促进排便。通常每日按摩1~2次，7~10日为1个疗程。

41 如何用按摩法调治阴寒积滞型便秘？

咨询： 我是乡村医生，参加乡村医生实用中医技术培训时听老师讲，根据辨证用按摩法调治便秘效果不错，我想试一试，请您讲一讲如何用按摩法调治阴寒积滞型便秘？

解答： 根据辨证用按摩法调治便秘效果确实不错，对于阴寒积滞型便秘，用按摩法进行调理是可行的。

阴寒积滞型便秘也称为"冷秘"，多由恣食生冷，凝滞胃肠；或外感寒邪，积聚肠胃；或过服寒凉，阴寒内结，导致阴寒内盛，凝滞胃肠，失于传导，糟粕不行而成。阴寒积滞型便秘的主要临床表现为大便艰涩，腹痛拘急，胀满拒按，胁下偏痛，手足不温，呃逆呕吐，舌质淡，苔白腻，脉弦紧。

阴寒积滞型便秘的治疗应以温里散寒、调中通便为原则。温里散寒通便法是调治阴寒积滞型便秘常用的按摩方法，此法具有温里散寒、通便止痛之功效，坚持应用能有效改善阴寒积滞型便秘，促进正常排便。

操作时患者取俯卧位，操作者立于患者一侧，以双手拇指点按命门、肾俞、大肠俞、脾俞穴各2分钟。之后患者取仰卧位，两腿屈曲，操作者立于患者一侧，以肚脐为中心，顺时针摩腹5分钟，再点按气海、关元、大横、中脘、支沟穴各2分钟。最后擦摩下腹部2~3分钟，以温里通便。通常每日按摩1~2次，7~10日为1个疗程。

42 怎样用按摩法调治肝郁气滞型便秘？

咨询： 我患便秘已很长一段时间了，现在依靠服用酚酞片保持大便通畅，听说不用吃药，用按摩法调治便秘效果就不错。我去找了针灸推拿科的医生，医生询问了病情，察看了舌象，切了脉，说我属肝郁气滞型便秘。我想了解一下怎样用按摩法调治肝郁气滞型便秘？

解答：《金匮翼·便秘》说："气秘者，气内滞，而物不行也。"由于抑郁恼怒，肝郁气滞，导致腑气郁滞，通降失常，传导失职，糟粕内停，不得下行而便秘者，称为肝郁气滞型便秘。肝郁气滞型便秘的主要临床症状为大便干结，或不甚干结，欲便不得出，或便而不爽，肠鸣矢气，腹中胀痛，胸胁满闷，嗳气频作，食少纳呆，舌质暗淡，舌苔薄腻，脉弦或弦滑。

　　肝郁气滞型便秘的治疗应以疏肝解郁、行气通便为原则。疏肝解郁通便法是调治肝郁气滞型便秘常用的按摩方法，此法具有疏肝解郁、行气通便之功效，坚持应用效果良好。

　　按摩时患者取俯卧位，操作者立于患者一侧，以双手拇指点按肝俞、大肠俞、三焦俞穴各 2 分钟。之后患者取仰卧位，两腿屈曲，操作者立于患者一侧，以肚脐为中心，顺时针摩腹5 分钟，再点按章门、气海、大横穴各 2 分钟。最后点按支沟穴 2~3 分钟，以促进排便。通常每日按摩 1~2 次，7~10 日为1 个疗程。

43 怎样用三部结合按摩法调治便秘？

　　咨询：我今年 66 岁，是糖尿病老病号，患便秘已 3 年有余，每于大便干硬难解时我就服麻仁润肠丸，开始效果还不错，可近段时间加大用量效果也不太好。我担心这样下去会引发其他病变，听说用三部结合按摩法能调治，请您告诉我**怎样用三部结合按摩法调治便秘？**

　　解答：三部结合按摩法确实能调治像您这样由于长期糖尿病而并发的功能性便秘。三部结合按摩法分腹部治疗、背部治疗和四肢治疗三部分，坚持应用能增强消化系统功能，促进胃肠蠕动，使气机通畅，有助于排便，是调治功能性便秘的行之有效的方法。其中腹部治疗、背部治疗、四肢治疗可同时应用，也可选用其中两种方法配合应用，还可选用其中一种方法进行治疗，下面是具体按摩方法。

操作时患者取适当的体位，采取腹部治疗、背部治疗和四肢治疗相结合的方法进行按摩治疗。腹部治疗时，患者取仰卧位，操作者立于一侧，先用一指禅推法推中脘、神阙、关元、气海、大横穴各 1 分钟，然后用掌根以脐为中心，先顺时针摩腹 5 分钟，再逆时针摩腹 5 分钟，如腹部有硬块，可用手指轻轻按压硬块处，使其下行；背部治疗时，患者取俯卧位，操作者坐于一侧，用擦法沿脊柱两侧施术 3~5 分钟，再用拇指推揉脾俞、胃俞、肾俞、大肠俞、三焦俞穴各 1 分钟，然后用掌根揉腰骶 3~5 分钟；四肢治疗时，按压合谷、支沟、足三里穴各 1 分钟。通常每日按摩 1~2 次，7~10 日为 1 个疗程。

44 如何用一指禅推法调治便秘？

咨询： 近段时间不知为什么，我不仅 1 周左右才排便 1 次，还总是像羊粪一样坚硬难解。我知道这是患便秘了，但不想服药，担心药物有不良反应，从网上看到一指禅推法可调治便秘，我想了解一下。请您讲一讲<u>如何用一指禅推法调治便秘？</u>

解答： 用一指禅推法进行推拿，可促进胃肠蠕动，增强腹肌收缩，坚持应用能促进排便，保持大便通畅，纠正功能性便秘，尤其适宜于习惯性便秘及老年性便秘患者。根据您的情况，您患的便秘属于功能性便秘，用一指禅推法调治是可行的。

用一指禅推法调治便秘，可单纯采用一指禅推法，也可采取与摩腹相结合的方法，还可用一指禅推法与擦法相结合的方法。单纯采用一指禅推法调治便秘时，患者取仰卧位，腹部放松，意静心清，用轻快的一指禅推法在中脘、天枢、大横穴治疗，每穴约1分钟。采用一指禅推法与摩腹相结合的方法治疗便秘时，患者取仰卧位，腹部放松，意静心清，用轻快的一指禅推法在中脘、天枢、大横穴治疗，每穴约1分钟，然后以顺时针方向摩腹10分钟。采用一指禅推法与擦法相结合的方法治疗便秘时，患者取俯卧位，用轻快的一指禅推法或擦法沿背部脊柱两侧，从肝俞穴、脾俞穴往下一直推到腰骶部，如此往返进行，时间约5分钟，然后用轻揉的按法、揉法在脾俞穴至腰骶部进行治疗，如此往返2~3遍。在运用一指禅推法调治便秘时，手法宜轻软柔和，尤以腹部治疗切忌过重过猛，治疗前注意排空小便。通常每日治疗2次，5~10日为1个疗程。

45 如何用腹部自我保健按摩法调治便秘?

咨询: 我以前每日排便 1 次,不干不稀,成条状,近段时间不仅 3~5 天才排便 1 次,还总是坚硬难解。我知道这是患便秘了,听说腹部自我保健按摩是调治便秘的好办法,我准备试一试,但不清楚具体按摩方法。我要问的是<u>如何用腹部自我保健按摩法调治便秘?</u>

解答: 腹部自我保健按摩法采用点穴法、掌推上腹、摩全腹、摩小腹以及双擦少腹相结合的方法进行按摩,具有补脾健胃、消食导滞、补益气血、理气止痛、通利二便等作用,尤其对改善消化系统功能最为明显,坚持应用对习惯性便秘、老年性便秘均有一定的治疗效果。您近段时间便秘,用腹部自我保健按摩法进行调治是可行的。用腹部自我保健按摩法调治便秘,通常每日按摩 1~2 次,7~10 日为 1 个疗程,下面是具体按摩方法。

(1)点穴法:依次点上脘、中脘、下脘、天枢、气海、关元穴,点上脘、中脘、下脘穴时采取仰卧位,以右手屈掌指关节,伸指间关节,中指指间关节微屈,并与相邻的两指分开,以食、中、无名指分别着力于上脘、中脘、下脘的同一水平线上,呼气时颤点三穴 6~9 次,之后用中指指端在呼气时向下用力,点气海、关元、天枢穴 6~9 次。

（2）掌推上腹：以一手掌根部置于剑突下，由上向下经胃脘部推至脐上 10~15 次。

（3）摩全腹：用手掌自左上腹开始，以脐为中心，按顺时针方向与逆时针方向摩全腹各 36 次。

（4）摩小腹：摩小腹时双掌重叠，自左侧开始，以关元穴为中心，按顺时针方向与逆时针方向摩小腹各 36 次。

（5）双擦少腹：用两手小鱼际由髂前上棘向耻骨联合方向同时擦下，以局部透热为度。

第三章
自我调养便秘

俗话说，疾病三分治疗，七分调养。这足以说明自我调养在疾病治疗中的重要性。如何选择适合自己的调养手段，是广大便秘患者十分关心的问题。本章详细解答了便秘患者自我调养过程中经常遇到的问题，以便在正确治疗的同时，恰当选择调养手段，只有这样做，才能消除便秘引起的诸多身体不适，保证身体健康。

01 什么是便秘自我调养"六字诀"？

咨询： 我今年 51 岁，患便秘已经很长一段时间了，以前总以为调养便秘做到适当多吃蔬菜、多喝水、多运动就行了，但医生说我的看法并不准确，便秘患者自我调养有"六字诀"。麻烦您告诉我什么是便秘自我调养"六字诀"？

解答： 便秘严重影响着人们的健康和生活质量，如何调治便秘是人们普遍关心的问题。您认为自我调养便秘做到适当多吃蔬菜、多喝水、多运动就行了，这并没有错，不过还不太全面。

绝大多数便秘患者通过纠正不合理的生活习惯、调整饮食结构以及加强运动锻炼等自我调养手段就可恢复正常排便，人们把便秘的自我调养方法归纳为"六字诀"。那么什么是便秘自我调养的"六字诀"？日常生活中如何运用呢？

所谓便秘自我调养的"六字诀"，是指水、软、粗、排、动、揉，现将其具体内容简介如下。

（1）水：坚持喝自然冷却的温开水，每天至少要喝 8~10 杯，或喝决明子茶、绿茶，并坚持每晚睡前、夜半醒时和晨起后各饮一杯白开水。既起到了"内洗涤""稀血液"的作用，又刺激了胃肠道，有利于软化粪便、通大便。

（2）软：人到中年以后，胃肠道功能逐渐降低，需选择熟软的食物，这样有利于脾胃消化吸收及肠道排泄。

（3）粗：常吃富含膳食纤维的食物，如全谷（粗粮）食品、薯类、白萝卜、芹菜、丝瓜、菠菜、海带、西红柿、苹果、香蕉、梨等，每天可适当选择其中几种食物搭配食用，以刺激胃肠道蠕动，加快粪便排出。

（4）排：定时（如早晨）排便，不拖延时间，使肠道常清。大便后用温水清洗肛门及会阴部，以保持清洁。

（5）动：适当进行运动锻炼，每天早晚慢跑、散步，可促进胃肠道蠕动。另外，早晚各做 1 次腹式呼吸，时间约 15 分钟，使小腹、腰背部有发热感觉，随着腹肌的起伏运动，胃和肠的活动量增大，消化功能也得到了增强，对糟粕的排泄更彻底。

（6）揉：每天早晚及午餐后以两手相叠揉腹，以肚脐为中心，顺时针揉 100 次，可促进腹腔血液循环，助消化，通肠胃，从而促进大便排泄顺畅。

02 什么是饮食疗法？能调养便秘吗？

咨询： 我平时喜欢吃辣椒、肥腻食物，饮酒也较多，近半年来大便总是像羊粪一样坚硬难解。我知道这是患便秘了，到中医院咨询，医生说是由于饮食不当造成的，采用饮食疗法、调整饮食结构就能调养好。我想了解一下什么是饮食疗法？能调养便秘吗？

解答： 饮食疗法又称"食物疗法"，简称"食疗"，它是通过改善饮食习惯，调整饮食结构，采用具有治疗作用的某些食物（疗效食品）或适当配合中药（即药膳），来达到治疗疾病、促进健康、增强体质目的的一种防病治病方法。

人们常说"民以食为天"，粮油米面、瓜果蔬菜、盐酱醋茶，我们每天都要与之打交道。饮食在人类生活中占有非常重要的地位，食物是人体生命活动的物质基础，可改善人体各器官的功能，维持正常的生理平衡，调整患病的机体。我国自古以来就有"药食同源"之说，中医学十分重视饮食调养，早在《黄帝内经》中就有"五谷为养，五果为助，五畜为益，五菜为充"的记载，提出合理的配膳有利人体的健康。唐代伟大的医学家孙思邈在《千金方》中说："凡欲治疗，先以食疗，既食疗不愈，后乃用药尔。"清代医家王孟英也说："以食物作药物，性最平和，味不恶劣，易办易服。"希腊著名医生希波克拉底也曾强调指出："营养适宜，治疗彻底""食物药物应互为替补"。这些都说明了饮食调养对人体的健康、疾病的治疗具有特别重要的作用。食疗可以排内邪，安脏腑，清神志，资血气。了解食物的基本营养成分和性味作用，用食平疴，怡情遣病，是自我疗养中最高明的"医道"。

饮食疗法确实能调养便秘，不合理的饮食习惯，食物过于精细，缺少粗纤维摄入是引起便秘的主要原因之一。多吃对调治便秘有益的蔬菜、水果，适当多吃富含纤维素及易产气的食物，以促进胃肠蠕动和排便，是便秘患者得以顺利康复的重要方面，所以便秘患者必须重视饮食调养，注意选用药膳进行调治。在应用饮食药膳调治便秘时，应以中医理论为指导，根据便秘者的病情和饮食习惯，结合食物不同的营养作用、性味功效，制定适宜的食疗和药膳食谱，做到饮食有节，合理搭配，对症进食，同时要防止饥饱失常和偏食。

03 便秘患者的饮食调养原则是什么？

咨询： 我近段时间不仅 1 周左右才排便 1 次，每次排便还总是像羊粪一样坚硬难解。我知道这是患便秘了，明白饮食调养对便秘患者十分重要，也很想注意饮食调养，但不清楚应该怎样做。听说便秘患者的饮食调养有一定原则，请问便秘患者的饮食调养原则是什么？

解答： 的确，饮食调养对便秘患者十分重要，便秘患者的饮食调养是有其原则的。现将便秘患者的饮食调养原则简单介绍如下。

（1）根据辨证对症进食：进食是饮食药膳调治便秘的关键所在。食物有寒热温凉之性和辛甘酸苦咸五味，其性能和作用是各不相同的，因此在进行食疗时，必须以中医理论为指导，根据便秘患者的特点，在辨证的基础上立法、配方、制膳，以满足所需的食疗、食补及营养的不同要求。如辨证属于肠胃积热之便秘患者，应选食西瓜、苦瓜、小白菜、莲藕、绿豆、豆腐等具有泄热导滞、润肠通便作用的食物；辨证属于肝郁气滞引起者，应选食佛手、香橼、醋、萝卜等具有顺气导滞作用的食物；辨证属于阴寒积滞所致者，应多食羊肉、薤白、生姜、大葱、辣椒等具有温里散寒、通便止痛作用的食物；若辨证属于气虚便秘，宜食用蜂蜜、小麦面、大米、大枣等具有补气润肠作用的食物；对于血虚引起的便秘，则应食用小米、蜂蜜、芝麻、大枣、松子等具有养血润燥作用的食物；阴津亏虚引起的便秘，应选用雪梨、黄瓜、荸荠、牛奶、蜂蜜等具有滋阴通便作用的食物；阳虚便秘，则应以温阳通便为原则选用食物，可多吃羊肉、核桃仁、韭菜、生姜等。根据饮食的不同属性，结合便秘患者寒热虚实等的不同发病机制，合理选择饮食药膳，有助于便秘的治疗和康复。

（2）因人而异恰当选食：饮食药膳调治便秘应因人而异，不同年龄、不同性别、不同体质的便秘患者用膳是不尽相同的。不同年龄有不同的生理特征，青壮年代谢旺盛，易出现内热积滞，饮食应注意消食和胃，理气润肠通便，可多选食山药粥、蜜饯山楂等，慎食温热峻补不易消化之食物；老年人脏腑功能减退，血气既衰，易于便秘，则宜食温热熟食、易消化而性温滋补之品，适当多选具有补气养血、润肠通便作用的饮食，忌食黏硬生冷之食物。

男女在生理特点上是有别的，在饮食的选择上男性多宜注意滋补肝肾，女子则常宜调补气血。女性有经带胎产，屡伤气血，故常气血不足，平时应适当多食一些具有补益气血功能的饮食。经期、孕期宜多食具有养血补肾作用的食物，产后则应考虑气血亏虚及乳汁不足等，适当多食益气血、通乳汁的食物，如归参炖母鸡、炖猪蹄等。

体质偏寒的人，宜适当多食温热性食物，如大葱、生姜、大蒜、羊肉等，少食生冷偏寒之食物；体质偏热的人，宜适当多食寒凉性食物，如雪梨、西瓜、绿豆、黄瓜等，少食辛燥温热食物；体胖之人多痰湿，宜适当多食具有健脾化痰功用的食物，如山药、扁豆、薏苡仁等；体瘦的人多火，宜适当多食滋阴生津的食物，如荸荠、牛奶、蜂蜜；脾胃功能不佳者，可常食山药莲子粥等以健脾和胃。

天人相应，"四时阴阳者，万物之根本也"，四时气候的变化对人体的生理功能、病理变化均有一定的影响，故食疗还应注意气候特点，注意根据气候的变化调整饮食。一般来说，春季应多食粥类，如桑叶粥、金银花粥等以养护胃气；夏季应多食清暑之品，如绿豆粥、荷叶粥、西瓜等；秋季应食滋阴养胃之品，如银耳粥、栗子粥等；冬季则应多吃炖、煲和汤粥类食品，如羊肉粥、狗肉附子汤等。"一方水土养一方人"，地域不同，人的生理活动、饮食特点和病变特点也不尽相同，所以食疗还应注意地域特点，如东南沿海地区气候温暖潮湿，居民易感湿热，宜食清淡除湿的食物；而西北高原地区气候寒冷干燥，居民易受寒伤燥，则宜食温阳散寒或生津润燥的食物。

（3）合理搭配防止偏食：合理搭配饮食，应根据食物的不同性质，加以合理的安排，这就是人们所说的营养学原则。在主食中，粗粮、细粮要同时吃，不可单一偏食。以赖氨酸为例，小米和面粉中含量较少，而甘薯和马铃薯中则较多。粗粮含有较丰富的核黄素、烟酸，而精米、精面中则较少。以粗细、干稀、主副搭配而成的饮食，营养丰富全面，可满足机体需要，促进疾病康复。便秘患者食物不能过于精细，要多食粗粮，多食新鲜水果和蔬菜，饮食中应注意增加富含纤维素的食品；要适当多食含 B 族维生素丰富的食物及产气的食物，适量增加高脂肪食物；食谱宜广不宜窄，广而品种多，对肠道产生新的刺激，可增强肠蠕动，有助于排便。美味佳肴固然于身体有益，但不一定就等于无害。由于食物具有不同的性味，如饮食过寒、过热，食之过量，甚至偏食，易伤脾胃，使阴阳失调，脏腑功能紊乱，久而久之，或化热、化火，或寒从中生，酿成疾患。所以饮食药膳调治便秘时要讲究疗程，不宜长时间单纯食用某一种或某一类食物，要避免食疗过程中的偏食。

（4）注意日常饮食宜忌：是饮食调养的基本原则，也是获得好的食疗效果的重要一环。对于便秘患者来说，饮食要定时定量，每餐进食以吃八分饱为宜，平时饮食以清淡易消化、富有营养为原则，并注意多吃富含纤维素和具有润肠通便作用的食物，对于易使肠胃产生燥热，使大便干燥、秘结的食物，则应尽可能不吃。一般来说，便秘患者忌食辛辣等强刺激性食物（如辣椒），不宜食用炙、炸、烤、熏的食物，慎食温热性食物（如羊肉），不食具有收敛作用的食物（如石榴、梅子等），并禁止吸烟、饮酒，忌饮浓茶、咖啡等。

04 便秘患者宜常吃的食物有哪些？

咨询： 我以前每天排便 1 次，不干不稀，成条状，近段时间不仅 1 周左右才排便 1 次，还总是坚硬难解。我知道有些食物具有润肠通便作用，很适合便秘患者食用，而有些食物则不利于纠正便秘，想进一步了解一下。请您告诉我便秘患者宜常吃的食物有哪些？

解答： 确实像您所说的那样，有些食物很适合便秘患者食用，而有些食物则不利于纠正便秘。适当多吃有益于便秘患者的食物，注意避开不利于纠正便秘的食物，是便秘患者饮食调养的重要一环。下面选取几种日常生活中我们常吃的有益于便秘患者的食物，做一简要介绍。

（1）玉米：又称苞谷、苞米、棒子、玉蜀黍，是乔木科植物玉蜀黍的成熟果实。其味甘，性平，具有降糖降脂、健脾益胃、通便利尿、益肺宁心、清湿热、利肝胆、抗动脉硬化等功效，作为主食，尤其适用于尿路感染、慢性肾炎、肝炎、黄疸、胆囊炎、便秘、自汗、盗汗、高血压等患者食用。

玉米的营养较为丰富，每 100 克玉米含蛋白质 8.5 克，脂肪 4.3 克，淀粉 72.2 克，还含有较丰富的维生素 B_1、维生素 B_2、维生素 B_6、维生素 E、胡萝卜素、纤维素，以及钙、磷、铁、硒等。玉米所含的脂肪主要是不饱和脂肪酸，其中 50% 为亚油酸，亚油酸可抑制胆固醇的吸收。玉米油中维生素 E 较多，是一种良好的药物，长期食用可降低血中胆固醇，软化血管。近年来科学家发现它对高血压、冠心病、慢性肝炎、脑动脉硬化、便秘等多种疾病有良好的防治作用。玉米含有较多的纤维素，便秘患者食之能促进胃肠蠕动，有助于排便，对中医辨证属虚秘的患者效果尤好。应当注意的是，玉米中缺少一些人体必需的氨基酸，如色氨酸、赖氨酸等，单食玉米易致营养失衡，所以应注意与豆类、大米、小麦面等混合食用，以提高其营养价值。

（2）茼蒿：又名蓬蒿菜、蒿子秆、蒿菜、菊花菜，是菊科植物茼蒿的茎叶，全国各地均有种植。茼蒿味甘、辛，性平，具有和脾胃、消痰饮、安心气、利二便之功效，适宜于脾胃虚弱、脘腹胀满、消化不良、小便不利、大便秘结、咳嗽痰多、失眠心悸、头晕头沉等患者食用，是人们常吃的蔬菜之一，也是便秘患者的食疗佳品。

茼蒿的营养成分非常丰富，除含有丰富的氨基酸、胡萝卜素及铁、磷、钙外，还含有挥发油、胆碱等物质。现代研究表明，茼蒿中的挥发油、胆碱等具有降压补脑作用；茼蒿中的粗纤维较多，能助消化，促进胃肠蠕动，通利大便，降低胆固醇，常吃茼蒿对高血压、神经衰弱、便秘、高脂血症等多种疾病有辅助治疗作用。

茼蒿用作食疗有多种吃法，将鲜茼蒿洗净，捣烂取汁，用温开水冲饮；将鲜茼蒿水煎取汁，每日分早晚2次饮用；将茼蒿焯一下，拌上盐、味精、香油食用；也可将茼蒿切碎，拌入肉馅做水饺、馄饨；还可将茼蒿与豆腐或肉类共炒等食用。

（3）蘑菇：又名口菇、白菇，属担子菌科，是世界上人工栽培最广泛、产量最多、消费量最大的食用菌。其味甘，性平，具有补益脾胃、化痰开胃、润肠通便、润燥透疹等功效，是人们常食的副食之一，尤其适宜于食欲不振、体虚乏力、贫血、慢性肝炎、便秘、高血压等患者食用。

蘑菇含有蛋白质、脂肪、糖类、粗纤维、钙、磷、铁、锌以及维生素 A、维生素 B_1、维生素 B_2、维生素 B_6、维生素 C、维生素 E、维生素 K 等成分。蘑菇含有丰富的蛋白质，其可消化率达 70%~90%，享有"植物肉"之称；蘑菇所含的多糖类物质具有抗癌作用。蘑菇含有人体生长发育过程所必需的氨基酸，其营养丰富，味道鲜美，能增进食欲，补益胃气，具有滋补之性且能通便，是老年及体弱便秘患者不可多得的疗效食品，便秘者可经常食用。应当注意的是，蘑菇虽好，也不可过量食用，脾胃虚寒者更不宜多食。

（4）萝卜：又称莱菔、芦菔，为十字花科植物莱菔的根，乃人们常食的优质蔬菜之一。其味辛、甘，性平，具有消食化痰、顺气散积、通便消胀、补虚利尿、醒酒止渴等功效，对感冒、咳嗽、哮喘、食积、高血压、腹胀纳差、呕吐、黄疸、便秘等病证有辅助治疗作用，是人们常用的疗效食品。

人们常说："冬吃萝卜夏吃姜，不劳医生开处方""萝卜赛过梨""十月萝卜小人参"，足以说明萝卜营养保健价值之高。萝卜营养丰富，甜脆可口，所含维生素 C 比梨和苹果高 8~10 倍，维生素 B_2 及无机盐钙、铁、磷的含量也比苹果和梨高，所以人们爱把它当水果吃。萝卜中有促进脂肪代谢的物质，可避免脂肪在皮下堆积，有明显的减肥作用。萝卜中的水分含量也较大，又有较多的淀粉酶、芥子油等物质，是辛辣味的来源，有帮助消化、促进胃肠蠕动和排便的作用，有利于肠道通利，同时上述物质进入胃肠道被肠黏膜吸收进入血液后，即可减少血液黏稠度，加快血液循环，降低血脂的沉降率，防止动脉粥样硬化。

萝卜是便秘患者的优质食品，便秘患者多吃萝卜可增进食欲，改善消化功能，促进胃肠蠕动和排便，减轻腹胀、呕吐等症状，并能补充多种营养物质。由于萝卜顺气化痰通便的作用显著，中医辨证属于胃肠积热型、肝气郁结型的便秘患者，更应多吃、常吃。

（5）红薯：又称白薯、地瓜、番薯、甜薯，为薯科植物甘薯的块茎。其味甘，性平，具有补中益气、健脾和胃、生津通便、活血通络之功效。红薯在我国曾广泛种植，是 20 世纪 60~70 年代的主要粮食作物。近年来随着人们生活水平的提高，红薯逐渐被精米、白面所替代，但是心脑血管疾病、糖尿病等"富贵病"患病率的增高，使人们认识到长期食用精制食品会对健康产生不利影响，而红薯因其良好的营养和医疗保健价值重新得到了人们的重视。

红薯含营养素种类较多，每100克中含蛋白质15克，糖类25克，钙18毫克，膳食纤维13克，其维生素 A 及维生素 B_1、维生素 B_2 的含量比大米和白面还高。红薯中糖类主要成分是淀粉，易被人体消化吸收和利用。红薯可提供给机体大量胶体和黏多糖类物质，能保护黏膜，提高机体免疫力，促进胆固醇的排泄，保持血管壁的弹性，避免过度肥胖，降低血压，防止动脉粥样硬化，保持关节腔里关节面浆膜腔的润滑。红薯含有大量的淀粉和膳食纤维，能促进胃肠蠕动，使肠内大量吸收水分而增加粪便体积，对预防和治疗便秘有肯定的作用。红薯是高血压、冠心病、脑动脉硬化、肥胖症、高脂血症、便秘等患者的良好食品。

由于红薯中含有气化酶，进入胃肠道后容易产气、产酸，只有煮熟蒸透后气化酶才被破坏，其中的淀粉也才能被很好地消化吸收，所以红薯宜熟吃而不要生吃，且不宜吃得过多，以免引起反酸、腹胀及排便过多等。

（6）香蕉：是芭蕉科植物甘蕉的果实，其营养丰富，香味清幽，肉质软糯，吃起来香甜可口，是人们喜爱的佳果。中医认为香蕉味甘，性寒，具有养阴润燥、清热解毒、润肠通便、健脑益智、通血脉、填精髓、降血压等功效，是热病烦渴、老年便秘、冠心病、高血压、脑动脉硬化、失眠、神经衰弱以及痔疮等患者的疗效食品。

现代研究表明，香蕉除含有丰富的糖类、淀粉、蛋白质、果胶外，还含有维生素 A、维生素 C、维生素 E 以及钾、钙、铁等物质，其营养价值颇高。香蕉中含有血管紧张素转化酶抑制物质，能抑制血压升高；香蕉中含钠量极低，含钾量却很高，可拮抗钠离子过多造成的血压升高和血管损伤，有助于保护心肌细胞和改善血管功能。香蕉含有的粗纤维和果胶较多，有促进胃肠蠕动和排便作用，是防治便秘的食疗佳品，便秘患者宜常吃、多吃。

香蕉除了当水果吃外，还有多种吃法，如切片油炸当菜，也可烧汤或腌、煮、煎、熏等。应当注意的是香蕉性寒，凡脾胃虚寒、腹泻者应少吃，胃酸过多者忌食之。

（7）蜂蜜：亦称蜂糖，是由蜜蜂采集花粉酿制而成。其味甘，性平，具有滋养补中、润肺止咳、清热解毒、健脾益胃、养血护肝、润肠通便、缓急止痛、益寿养颜、强壮身体等作用，是男女老幼皆宜的优良食品和良药。

蜂蜜是大自然赠予人们的奇异礼物，它不仅味道甜美，营养丰富，而且是治疗多种疾病的良药，被誉为"健康之友"。据测定，蜂蜜中含有60多种有机和无机成分，主要成分是糖类，其中果糖占39%，葡萄糖占34%，蔗糖占8%，其次是蛋白质、糊精、脂肪、多种有机酸、酶类和维生素，故是滋补上品。现代研究表明，常吃蜂蜜可促进人体组织的新陈代谢，增进食欲，改善血液循环，恢复体力，消除疲劳，增强记忆，防止大便秘结。因此蜂蜜对体质虚弱者及高血压、冠心病、神经衰弱、贫血、失眠、便秘等患者都是非常有益的。

由于蜂蜜含有的多种氨基酸、维生素及其他营养物质在高温如加热到97℃以上时，其中营养素几乎全被破坏，所以食用蜂蜜不能煮沸，也不宜用沸水冲服，最好用低于60℃的温开水冲服，或拌入温牛奶、豆浆、稀粥中服用。另外，食用蜂蜜要注意不吃生蜜，尤其是夏季产的生蜜，因为夏季野花众多，蜜蜂采了部分有毒野生植物的花粉，所酿的蜂蜜可引起中毒，夏季酿蜜需经化验加工后方可食用。

（8）番茄：又名西红柿、洋柿子、番李子，是茄科植物的新鲜成熟果实，我国各地均有种植。其味甘、酸，性微寒，具有生津止渴、凉血平肝、健胃消食、润肠通便、清热解毒、补肾利尿等功效。番茄是日常生活中常食之蔬菜，尤其适合于热病伤津口渴、食欲不振、暑热内盛、胃肠积热以及肝胆热盛者食用，便秘患者宜常食之。

番茄含有蛋白质、脂肪、糖类、维生素 B_1、维生素 B_2、维生素 C、维生素 P、纤维素及钙、磷、铁、锌等成分，其营养丰富，是果、蔬、药兼备的食物。番茄含有大量的维生素 C，不仅能防治坏血病，预防感冒，促进伤口愈合，还有抗氧化作用，对降低胆固醇、防治动脉硬化有肯定的疗效。番茄中的番茄素有助消化和利尿作用，可改善食欲。番茄含有较多的纤维素，可促进肠蠕动，有助于正常排便。番茄中的黄酮类物质有显著的降压、止血、利尿作用，番茄中无机盐含量也非常高，属高钾低钠食品，有利于降压、改善血管功能和保护心肌细胞。番茄中 B 族维生素含量非常高，其中包括具有保护心脏和血管、防治高血压的重要物质芦丁。常吃番茄对脑动脉硬化、高血压、脑血栓、冠心病、神经衰弱、便秘等多种疾病有辅助治疗作用。对于便秘患者来说，食用番茄好似一剂良药，能补充营养，增加食欲，促进胃肠蠕动，改善或消除腹胀便秘等，所以便秘患者宜常吃番茄。

番茄的吃法有多种，既可当水果生食，也可当蔬菜炒煮、烧汤佐餐等，还可加工成番茄汁或番茄酱长期保存供食用。

（9）茄子：又名昆仑瓜、落苏，是茄科植物茄的果实，按形状不同可分为圆茄、灯泡茄和线茄 3 种类型。其味甘，性寒，具有清热解毒、活血散瘀、消肿止痛、宽肠利气、通导大便之功效，是人们常吃的蔬菜之一。

茄子中含有蛋白质、脂肪、钙、磷、铁和多种维生素。茄子中维生素 P 的含量远远高于一般蔬菜和水果，维生素 P 又称芦丁，具有降低血压、增强血管弹性、降低毛细血管脆性、防止血管破裂出血、提高血管修复能力，以及降低血液中胆固醇浓度、抗衰老等作用。茄子中维生素 E 的含量也较高，对防止动脉粥样硬化，延缓人体细胞衰老，改善脑细胞功能也有好处。茄子中含有较多的粗纤维，能促进胃肠蠕动，对防治便秘也十分有益。因此，高血压、冠心病、脑动脉硬化、中风等心脑血管疾病以及便秘患者宜多吃茄子。

茄子的吃法很多，拌茄泥、炒茄丝、晒茄干做汤、煎盐渍茄块等均可，由于茄子中含有一种带涩味的生物碱，所以茄子应炒熟食用而不宜生吃。

（10）猕猴桃：又名藤梨、羊桃、毛梨、狐狸桃，是猕猴桃科植物猕猴桃的果实，名医李时珍称"其形如梨，其色如桃，而猕猴喜食，故有诸名"。猕猴桃味甘、酸，性寒，具有解热止渴、通淋下石、滋补强身、利尿通便等功效，是人们喜食的鲜果之一，也是近年来人们推崇的营养保健佳品，尤其适宜于消化不良、黄疸、便秘、淋证、烦热口渴等病证患者食用。

猕猴桃果实肉肥汁多，清香鲜美，甜酸宜人，且营养丰富，具有较高的保健价值，有"水果之王""中华圣果"之美誉。猕猴桃除含有较丰富的蛋白质、脂肪、糖类和钙、磷、铁外，最引人注目的是它的维生素 C 含量。据测定，每 100 克猕猴桃果肉中含维生素 C 100~200 毫克，在水果中是数一数二的。猕猴桃含有人体必需的多种氨基酸和蛋白酶等，实验研究表明，其鲜果及其果汁制品可防止致癌物亚硝胺在人体内生成，并能降低血中胆固醇及三酰甘油水平。猕猴桃含有较多的粗纤维，有较强的增强胃肠蠕动和促进排便作用。常食猕猴桃对高血压、冠心病、高脂血症、癌症、便秘等多种疾病具有预防和辅助治疗作用，便秘患者可多吃猕猴桃。

猕猴桃的吃法有多种，除鲜食外，还可加工成果汁、果酱、果酒、果脯等食用。应当注意的是，猕猴桃其性寒伤阳，适宜于实热证便秘患者，寒湿内盛之慢性肠炎患者应慎用。

（11）核桃仁：又名胡桃仁，是胡桃科植物胡桃的成熟果实，它含有丰富的营养素，是世界四大干果之一。其味甘，性温，具有补肾固精、温肺定喘、健脑益智、安神助眠、润肠通便之功效，是人们常用的保健食品。

现代研究表明，核桃仁含有蛋白质、脂肪、糖类、维生素 A、维生素 E 及钙、磷、铁、锌、铬、锰等营养成分。其中脂肪酸含量特别高，且主要成分是亚油酸，不仅能给机体提供营养，有助于提高人血白蛋白，同时能降低胆固醇，防止动脉粥样硬化。核桃仁所含的锌、铬、锰等微量元素在降血压、降血糖和保护心脑血管方面具有重要作用。另外，核桃仁可给大脑提供充足的营养素，常食之有改善脑细胞功能、健脑益智、安神助眠的作用。核桃仁还可润肠通便，老年体虚及大便秘结者用之也较适宜。我国民间常用核桃仁配上黑芝麻、桑叶捣泥为丸，以治疗失眠、眩晕、健忘、便秘等。常吃核桃仁对防治动脉硬化、高血压、失眠、便秘、冠心病、中风及其后遗症、老年性痴呆等多种慢性病都有益处，是中老年人的优质食品，故有人把它称作"长寿果"。

（12）黑木耳：又称木耳、黑菜、云耳、树鸡等，有野生和人工栽培之分，我国各地均有出产，因生长在桑、槐、榆、楮、柳等朽木之上，故又有"五木耳"之称。黑木耳味甘，性平，具有补气益智、滋养强壮、补血活血、润燥化痰、凉血止血、健脾养胃、润肠通便等多种功效，是不可多得的营养保健食品，尤其适宜于高血压、贫血、失眠、便秘、慢性胃炎、慢性肝炎、慢性支气管炎、崩漏、颈肩腰腿痛等患者以及体质虚弱者食用。

现代研究表明，黑木耳含有蛋白质、脂肪、糖类、粗纤维、胡萝卜素、维生素 B_1、维生素 B_2 以及钾、钠、钙、磷等，其味道鲜美，营养丰富，被誉为"素中之荤"，具有较高的营养和药用价值。黑木耳中蛋白质含量高而且容易被人体吸收，又含有 8 种人体必需氨基酸，这是其他蔬菜、水果都无法相比的。黑木耳含有卵磷脂，具有增强免疫、抗衰老作用；所含粗纤维较多，能增强胃肠蠕动，促进排便；其中的多糖有一定的抗癌作用，同时黑木耳还有抑菌抗炎、保肝、降血脂、降血糖等作用。便秘患者适量食用黑木耳，不仅可给机体提供各种营养物质，还能润肠通便，对年老、气血不足之便秘效果尤好。

值得注意的是，煮熟的木耳汤不宜在室温下长时间存放，因其中所含的硝酸盐在细菌作用下可转变成亚硝酸盐，对健康不利，故应现做现食。

05 为什么食物过于精细容易发生便秘?

咨询: 我患便秘已有一段时间了，每次排便都很痛苦。到医院咨询，医生说便秘患者要重视饮食调养，食物不能过于精细，应适当多吃一些含高纤维素的食物，因为食物过于精细容易发生便秘，我不太明白，麻烦您讲一讲为什么食物过于精细容易发生便秘?

解答: 这里首先告诉您，食物过于精细确实容易发生便秘。所谓"食物过于精细"，是指经常吃缺少纤维素的食物，如所谓的"西方饮食"，吃精制面粉、精制米、肉类以及牛奶等奶制品为主的食物；或吃的蔬菜切制过细、过碎，破坏了所含的纤维素等。纤维素在人体的消化、吸收、排泄废物等过程中起着十分重要的作用，人摄取的食物是不能缺少纤维素的，食物过于精细、纤维素摄取过少很容易发生便秘。

（1）人体消化系统的消化液中，没有能催化纤维素分解的酶，因而食物中的纤维素不能被消化吸收，只能作为食物残渣成为形成粪便的主要成分。只有食入含一定量纤维素的食物，构成一定体积的粪便，才能形成对肠壁的刺激而产生肠蠕动，保持正常排便，同时纤维素本身即能刺激肠道引起肠蠕动。如果食物过于精细，缺乏纤维素，则形成粪便的量过少，不能按时构成足以刺激肠道产生蠕动的容量，肠道蠕动则变缓慢，粪便运输迟缓，在结肠内停留时间延长，其水分被过度吸收，致使大便干燥而易于出现便秘。

（2）纤维素具有吸水性，它能吸收保留一定的水分，从而保持粪便不至变得太干燥；同时，作为粪便主要成分的纤维素，吸收水分后体积膨胀，从而增加了粪便体积，增强了对肠壁的刺激，易产生肠蠕动而排便，如果食物中缺乏纤维素，粪便体积小，对肠壁的刺激少，则便秘的发生不可避免。

（3）食物中的纤维素还能刺激分泌大肠黏液的细胞，使之发挥正常分泌作用，保护肠黏膜，并使肠腔保持润滑，粪便易于通过。如果食物中纤维素过少，不能刺激大肠黏液分泌细胞分泌黏液，大肠内黏液减少则粪便运行艰涩，易变干燥而出现便秘。

（4）肠道中的细菌在纤维素中繁殖时，可形成胶状的团块，具有缓泻作用或润滑作用，保证粪便在肠道顺利通过，而纤维素的缺乏大大降低了粪便在肠道通过的顺利性，易于出现便秘。有研究表明，进食高纤维素食物在肠道内的通过时间较进食精细食物者明显缩短。

06 吃食物过少的人为什么能引起便秘？

咨询： 我患有慢性胃炎，较瘦弱，吃饭稍微不注意就腹部胀满不舒服，所以平时吃饭也较少。近段时间不仅1周左右才排便1次，还总是坚硬难解，我知道这是患便秘了，听说吃食物过少的人容易便秘，我不太相信。我想知道**吃食物过少的人为什么能引起便秘？**

解答： 由于种种原因，如患有慢性胃病、消化不良，老年人消化功能低下，患有慢性消耗性疾病如肺结核、肿瘤、慢性肝病等引起食欲不振，或有神经性厌食症，或有的人特别是少女为了保持体型、减肥而过度节制饮食等，造成进食量不足，吃食物过少，由此引发的便秘临床上并不少见。便秘一旦形成，又反射性引起全身症状，食欲更加不振，吃的就更少，便秘则进一步加剧，形成恶性循环。

吃食物过少之所以能引起便秘，主要是因为饮食过少不能给胃肠道以足够的刺激，致使不足以引起胃－结肠反射以及推动食团和粪便正常蠕动。饮食过少还致使肠道内容物过少，不足以刺激肠道产生蠕动，在肠道内运行迟缓而停留过久，其水分会因此而过度被吸收，造成粪便干燥而易于引起便秘。另外，由于饮食过少，营养不足，会引起体质虚弱，胃肠平滑肌张力也会出现不同程度的减弱，排便的动力势必减弱，从而易发生便秘。

　　由上可以看出，吃食物过少易于引起便秘，对身体是不利的，对各种原因引起的食欲不振应及时治疗，神经性厌食症要及时纠正，更不要为了保持体型、减肥而过度非科学地节制饮食，以防止因吃得过少而发生便秘。

07 如何用蜂蜜缓解习惯性便秘？

咨询： 我今年 55 岁，患有习惯性便秘，需要借助酚酞片、麻仁润肠丸等通便药保持大便顺畅。听朋友说蜂蜜具有很好的润肠通便作用，他的习惯性便秘就是用蜂蜜调养好的，我也想试一试，但不知道如何使用。我要问的是<u>如何用蜂蜜缓解习惯性便秘？</u>

　　解答： 蜂蜜具有良好的润肠作用，也是良好的通便剂，可用于缓解习惯性便秘以及老年性便秘，您患有习惯性便秘，想用蜂蜜调理一段时间是可以的。下列方法简单易行，可以根据具体情况选择试用。

　　方法一：蜂蜜 60 克。每日早、晚各取 30 克，以凉开水冲饮。适用于老年性便秘、孕妇便秘以及习惯性便秘。

　　方法二：蜂蜜 60 克，蜂王浆 6 克。将蜂蜜与蜂王浆混合搅匀，分早、晚 2 次用温开水送服。适用于习惯性便秘。

　　方法三：蜂蜜、白萝卜各适量。先将白萝卜洗净切成片，蘸蜂蜜生食之，每日数次。适宜于习惯性便秘。

方法四：蜂蜜、香蕉各适量。将香蕉剥皮以其肉蘸蜂蜜生食之，每日数次。适宜于老年性便秘及习惯性便秘。

方法五：蜂蜜30克，食盐6克。将蜂蜜和食盐一同放入杯中，用开水冲匀即成，每日2次，分早、晚饮之。适用于体虚便秘不宜服用强泻药者，习惯性便秘、老年性便秘及孕妇便秘均适宜。

08 用于调理便秘的食疗单方有哪些？

咨询：我以前每日排便1次，不干不稀，成条状，近段时间不仅3~5天才排便1次，还总是像羊粪一样坚硬难解。我知道这是患便秘了，但不想吃药，听说有很多食疗单方就能调理便秘，准备试一试。请您告诉我**用于调理便秘的食疗单方有哪些？**

解答：饮食调养是纠正便秘、保持大便顺畅的重要方法之一，确实有很多用于调理便秘的食疗单方，下面介绍一些。

（1）苹果：将苹果洗净，带皮吃，每日早、晚空腹各吃1个，可改善胃肠功能，促进排便，调理老年性便秘和习惯性便秘。

（2）香蕉：每日晨起或晚餐后吃2根香蕉，有助于解除便秘，使大便通畅。

（3）桂圆：每晚餐后吃6~10个桂圆，有养血通便的作用，能调理便秘，其中对中医辨证属气血亏虚型、阴津不足型的便秘效果较好。

（4）雪梨：每次吃雪梨1个，每日1次，于晚上空腹时吃，可清热生津，润肠通便，调理胃肠积热型及阴津亏虚型便秘。

（5）菠菜：每次取鲜菠菜250克，用开水煮3分钟，捞出沥去水分，拌入食盐食之，每日2次，可清热润肠，促进排便，调理习惯性便秘。

（6）萝卜子：将白萝卜子淘洗干净后，沥干水分，在锅中小火炒香，研成细末，每次取适量，于晚上睡前用温开水冲服，连服数日，可顺气通便，调理各种便秘。

（7）花生仁：取花生仁30克（生熟均可），每日1次，晚餐后食用，长期食用，有助于润肠通便，调理习惯性便秘。

（8）小白菜：每次取小白菜适量，炒食或煮汤食用，每日2次，可增强肠道蠕动，促进排便，调理便秘。

（9）鲜荸荠：每次取鲜荸荠适量，煮熟后食用，每日2~3次，可清热润肠通便，调理便秘，其中对热秘效果较好。

（10）罗汉果：每次取罗汉果15克，用沸水冲泡，当水有甜味时，即可饮用，可润肠通便，调理便秘，其中对肺热便秘效果较好。

（11）烤红薯：将红薯烤熟，每次250克，每日3次，连服3日，可解除便秘，使大便通畅，其中对中医辨证属虚秘者效果尤好。

（12）核桃仁：每晚睡前吃核桃仁8~10枚，至大便通畅后，仍坚持每晚吃4~5枚，连吃两个月，即可润肠通便，调理老年人习惯性便秘，又能补肾养脑，延年益寿。

（13）芝麻糊：芝麻适量，炒香后研成细末，每次取15克，用温开水调成糊状，早、晚空腹各服1次，连服10日，可使大便通畅。

（14）蒸芋头：将芋头去皮洗净，放在锅中蒸熟，适量食用，可改善胃肠功能，促进排便，调理老年性便秘和习惯性便秘。

（15）无花果：每次取无花果2~4个，水煎服或空腹时生食，每日1次，可改善胃肠功能，促进排便，调理便秘。

（16）韭菜汁：韭菜适量，捣烂后取汁，用温开水冲调，每晚或晨起空腹饮用，连用10日，可解除便秘，使大便通畅，预防调养老年性便秘和习惯性便秘。

（17）芦荟汁：将适量新鲜芦荟叶洗净，榨取汁，每次5~10毫升，加温开水稀释后饮用，每日2次，可调整胃肠道功能，促进排便，调理习惯性便秘。

（18）红番茄：每次取红番茄适量，生食之，每日数次，可清热生津，促进排便，调理胃肠积热型及阴津亏虚型便秘。

09 适宜于便秘患者服食的汤羹有哪些？

咨询： 我今年51岁，平时喜欢喝些汤或羹，近段时间不知为什么，不仅1周左右才排便1次，还总是坚硬难解。我知道这是患便秘了，听说有些汤羹不仅味道鲜美，并且具有食疗作用，比较适合便秘患者食用，我想试一试。**请问适宜于便秘患者服食的汤羹有哪些？**

解答：确实有些汤羹，不仅味道鲜美，并且具有食疗作用，很适合便秘患者食用，下面介绍一些。

（1）南瓜汤

原料：南瓜100克，白萝卜、蘑菇各500克，牛蒡、猪肉片各30克，鱼汤、黄酱、大葱各适量。

制作：将南瓜洗净，去瓤、籽，切成1厘米厚的小块；白萝卜洗净，切成半圆形的片；牛蒡洗净，切成片；大葱洗净，切成细丝；蘑菇洗净，切成小块状；猪肉切成薄片。把鱼汤、南瓜块、白萝卜片、牛蒡和猪肉片一同放入锅中，武火煮沸后，撇去浮沫，放入黄酱及蘑菇块，改用文火继续煮15分钟左右，撒进葱丝，搅匀即可。

用法：每日1~2次，佐餐食用。

功效：补充食物纤维，增强胃肠蠕动，促进排便。

适应证：各种便秘。

（2）芹菜红枣汤

原料：芹菜200克，红枣6枚，白糖适量。

制作：将芹菜洗净、切碎，与红枣一同放入锅中，加入清水适量，武火煮沸后，改用文火慢煮，至芹菜、红枣熟烂汤成，再加入白糖，搅拌均匀即成。

用法：每日2~3次，空腹温热食用。

功效：清热泻火，通便。

适应证：胃肠积热便秘。

（3）丝瓜丸子汤

原料：嫩丝瓜500克，猪肉馅100克，鸡蛋1个，猪油、生姜、大葱、淀粉、胡椒粉、食盐、味精各适量。

制作：将丝瓜洗净切成薄片；生姜、大葱分别洗净切成细末；鸡蛋打入碗中，去蛋黄留蛋清。之后把猪肉馅与生姜末、大葱末、淀粉、胡椒粉、食盐、味精及鸡蛋清一同放入盆中，搅拌均匀。锅上旺火，加入适量清水，烧沸后加少量猪油，下丝瓜片，至再烧沸时将肉馅逐个挤成丸子下锅中，待丸子煮熟后，加入食盐、味精调味即可。

用法：每日 1~2 次，佐餐适量食之。

功效：养阴清热，滑肠通便。

适应证：肠燥便秘。

（4）归蓉猪血羹

原料：冬葵菜 250 克，猪血 120 克，当归、肉苁蓉各 15 克，香油、熟猪油、葱白、食盐、味精各适量。

制作：将当归、肉苁蓉放入砂锅中，水煎去渣取汁；猪血洗净煮熟，切成片；冬葵菜洗净，撕去筋膜；葱白洗净，切成细末。之后把冬葵菜放入锅中，加入药汁，煮至菜熟时，再放入猪血片，并加熟猪油、葱白末、食盐、味精、香油，继续煮沸片刻即成。

用法：每日 1~2 次，空腹温热食之。

功效：养血润燥通便。

适应证：血虚肠燥便秘。

（5）萝卜鸡杂汤

原料：白萝卜 1000 克，鸡杂 1 副，芹菜 200 克，生姜、食盐、香油各适量。

制作：将白萝卜去皮洗净，切成块状；鸡杂洗净，切成片；芹菜去叶洗净，切成小段；生姜洗净去皮，切成片状。把白萝卜块放入大瓦煲内，加入适量清水，煲至熟透，再放入鸡杂、芹菜、生姜片一起煲，至全熟时加入适量食盐、香油即可。

用法：每日 1~2 次，吃菜喝汤。

功效：健脾消食，理气通便。

适应证：各种便秘，对肝郁气滞型便秘效果尤好。

（6）大肠海参汤

原料：猪大肠 300 克，海参 30 克，黑木耳 20 克，食盐、十三香各适量。

制作：将猪大肠洗净，切成小段状；海参用水发好，切成条状；黑木耳用温水发好，洗净。之后把猪大肠、海参、黑木耳一同放入锅中，加入清水适量及食盐、十三香，用文火炖煮30 分钟左右，待大肠熟烂即可。

用法：每日 1~2 次，佐餐食用。

功效：滋阴清热，润肠通便。

适应证：阴虚肠燥便秘。

（7）鲜奶蘑菇汤

原料：鲜牛奶、肉汤各 100 毫升，鲜香菇、蘑菇、口蘑、金针菇、洋葱各 20 克，鲜奶油 15 毫升，黄油、面粉、食盐、胡椒粉各适量。

制作：将鲜香菇、蘑菇洗净去根，切成薄片；口蘑洗净去根，拆散；金针菇洗净切成两段；洋葱洗净切成细丝。炒锅上旺火，把黄油放入锅中，待黄油溶化至热后，入洋葱丝煸炒，熟后撒上面粉略炒，然后浇入肉汤，放入香菇、蘑菇、口蘑、金针菇，再倒入牛奶，煮沸后用文火再煮 10 分钟，加食盐、胡椒粉调味，倒入鲜奶油即成。

用法：每日 1~2 次，佐餐食用。

功效：补充食物纤维，增强胃肠蠕动，促进排便。

适应证：各种便秘。

（8）白萝卜牛肉汤

原料：白萝卜60克，牛肉30克，肉汤200毫升，芹菜、酱油、料酒、生姜汁、淀粉、食盐、十三香各适量。

制作：先将牛肉切成薄片，用酱油、料酒和生姜汁腌上，撒上淀粉搅拌均匀；白萝卜洗净，斜切成薄片，再切成细丝；芹菜洗净，切成细末；炒锅上旺火，加入肉汤，煮沸后入牛肉片，撇去浮沫，放入白萝卜丝，改用文火慢煮，待牛肉熟烂时，加入酱油、食盐、料酒调味，最后撒上芹菜、十三香，搅匀即可。

用法：每日1~2次，佐餐食用。

功效：补充食物纤维，增强胃肠蠕动，促进排便。

适应证：各种便秘。

（9）薏苡仁百合汤

原料：薏苡仁30克，百合12克，白糖适量。

制作：将薏苡仁放入锅中，加入清水适量，武火煮沸后，改用文火煮至薏苡仁熟烂，加入百合再煮片刻，放入白糖调匀即可。

用法：每日2次，空腹温热食用。

功效：养阴补血，润肠通便。

适应证：阴血亏虚之便秘。

（10）桃仁山楂松子汤

原料：核桃仁、山楂糕、松子各15克，小米50克，青菜叶50克。

制作：将山楂糕切成块状备用。小米淘洗干净，放入沸水锅中煮半熟，再入核桃仁、山楂块、松子，继续煮30分钟左右，放入青菜叶，再煮沸即可。

用法：每日 1~2 次，佐餐食用。

功效：润肠通便。

适应证：老年人习惯性便秘。

10 适宜于便秘患者服食的粥类有哪些？

咨询：我今年 65 岁，患便秘已经很长一段时间了，现在需要借助麻仁润肠丸保持大便顺畅。听朋友说经常喝些食疗粥对便秘有很好的调养作用，能纠正便秘，正好我比较喜欢喝粥，想试一试。麻烦您介绍一下<u>适宜于便秘患者服食的粥类有哪些</u>？

解答：喜欢喝粥是个好习惯，适宜于便秘患者服食的粥类有很多，下面介绍一些常用的食疗粥方。

（1）五仁粥

原料：松子仁、核桃仁、桃仁（去皮尖）、甜杏仁、芝麻各 10 克，大米 200 克，红糖适量。

制作：将松子仁、核桃仁、桃仁、甜杏仁、芝麻分别淘洗干净，研为细末，之后与大米一同放入锅中，加入清水适量，共煮成稀粥，待粥将成时，放入红糖，再稍煮片刻即可。

用法：每日 2 次，分早、晚服食。

功效：健脾益气，润肠通便。

适应证：气血亏虚型便秘。

（2）红薯粥

原料：红薯 200 克，大米 100 克。

制作：将红薯去皮、洗净，切成小粒状；大米淘洗干净。把红薯粒、大米一同放入锅中，加入清水适量，共煮成稀粥。

用法：每日 2 次，分早、晚食用。

功效：健脾养胃，益气润肠通便。

适应证：脾胃虚弱之便秘、老年人习惯性便秘。

（3）生地黄粥

原料：新鲜生地黄（或干地黄）适量，大米 100 克，蜂蜜 30 毫升。

制作：将新鲜生地黄洗净后切段，榨取汁液（也可用适量的干地黄煎取汁液）备用。把大米淘洗干净，放入锅中，加入清水适量，武火煮沸后，入适量地黄汁液，改用文火慢煮，至米熟粥成，再加蜂蜜调匀即成。

用法：每日 2 次，分早、晚温热食用。

功效：清热生津，润肠通便。

适应证：胃肠积热型便秘。

（4）香蕉大米粥

原料：香蕉 150 克，大米 200 克，蜂蜜适量。

制作：将大米淘洗干净，放入锅中，加入适量清水，煮至米烂粥成时，把剥皮切成小段的香蕉放入大米粥内，稍煮片刻，调入蜂蜜即可。

用法：每日 2 次，分早、晚食用。

功效：润肠通便。

适应证：各种便秘。

（5）芝麻大米粥

原料：黑芝麻 30 克，大米 100 克。

制作：将黑芝麻、大米分别淘洗干净，之后一同放入锅中，加入清水适量，武火煮沸后，改用文火煮至米熟粥成即可。

用法：每日 2 次，分早、晚食用。

功效：补肝肾，养阴血，润五脏。

适应证：阴虚肠燥之大便干结，慢性便秘。

（6）菠菜芝麻粥

原料：菠菜 200 克，芝麻 50 克，大米 100 克，食盐、味精各适量。

制作：将大米淘洗干净放入锅中，加入适量清水，煮至米烂粥将成时，放入洗净切碎的菠菜及芝麻、食盐和味精，搅匀稍煮即可。

用法：每日 2 次，分早、晚空腹食用。

功效：养血润燥通便。

适应证：老年人体虚便秘、习惯性便秘。

（7）薤白大米粥

原料：薤白 12 克，大米 50 克。

制作：将薤白、大米分别淘洗干净，一同放入锅中，加入清水适量，武火煮沸后，改用文火煮成稀粥即可。

用法：每日 1~2 次，空腹时食用。

功效：祛寒散结，通便止痛。

适应证：阴寒积滞型便秘。

（8）柏子李仁粥

原料：柏子仁、郁李仁各 15 克，大米 100 克，蜂蜜适量。

制作：将柏子仁、郁李仁分别洗净，捣碎，一同水煎取汁。

将大米淘洗干净放入锅中，加入清水适量，煮沸后加入药汁，继续煮至米熟粥成，放入蜂蜜搅匀即可。

用法：每日1次，作晚餐食用。

功效：润肠通便，养心安神，利水消肿。

适应证：肠燥便秘、习惯性便秘等慢性便秘。

（9）苁蓉羊肉粥

原料：肉苁蓉12克，羊肉、大米各100克，葱白2根，生姜3片，食盐少许。

制作：将肉苁蓉水煎去渣取汁；羊肉洗净切成小粒状；大米淘洗干净。之后把药汁、羊肉、大米一同放入锅中，加入清水适量，武火煮沸后，入生姜、葱白、食盐，改用文火煮至米肉熟烂粥成即可。

用法：每日1次，早餐食用。

功效：补肾助阳，润肠通便。

适应证：老年人阳虚便秘。

（10）玉竹沙参粥

原料：玉竹12克，北沙参20克，大米50克，白糖适量。

制作：将玉竹、北沙参分别洗净，一同放入砂锅中，水煎去渣取汁，之后把药汁与大米一同煮粥，至米熟粥将成时，调入白糖，再稍煮片刻即可。

用法：每日2次，分早、晚服食。

功效：滋阴润燥。

适应证：阴液亏虚之大便干结。

11 适宜于便秘患者服食的菜肴有哪些？

咨询： 我今年 63 岁，患有习惯性便秘，自从患便秘后每日的饮食都十分小心，生怕饮食不当会加重便秘。看到报纸上有专家介绍可用食疗方比如菜肴调养便秘，我准备试一试，但不清楚配方，想了解一下。请您告诉我<u>适宜于便秘患者服食的菜肴有哪些？</u>

解答： 适宜于便秘患者服食的菜肴有很多，下面介绍几则常用者。

（1）香炒南瓜

原料：南瓜 100 克，酱油、香油、生姜末、红糖、葱花、肉汤、料酒各适量。

制作：先将南瓜洗净，去籽、瓤，切成 1 厘米厚月牙形状。炒锅上旺火，加入香油，烧热后倒入葱花、生姜末煸炒，至出香味时，加入南瓜，至两面都煎出黄色时，倒入肉汤，煮开后再放香油、红糖、酱油、料酒，改用小火继续炖 7~8 分钟，至汤汁收干，出锅装盘即可。

用法：每日 1~2 次，佐餐食用。

功效：补充食物纤维，促进胃肠蠕动，利于排便。

适应证：各种便秘。

（2）姜汁菠菜

原料：菠菜250克，生姜汁、酱油、香油、食盐、味精、花椒油、米醋各适量。

制作：将菠菜洗净，切成段状，用沸水焯一下，捞出沥去水分备用。将生姜汁、食盐、香油、酱油、味精、花椒油、米醋等调味料拌入菠菜，调匀即可。

用法：每日1~2次，佐餐食用。

功效：生津血，通胃肠。

适应证：肠燥便秘、习惯性便秘、老年性便秘，其中对肠燥便秘疗效较好。

（3）虾仁炒韭菜

原料：虾仁30克，韭菜250克，鸡蛋1个，香油、淀粉、花生油、食盐、酱油各适量。

制作：将韭菜洗净，切成小段；虾仁水发，沥干。将鸡蛋打破搅匀，与香油、淀粉一同调成蛋糊，再倒入虾仁拌匀。炒锅上火，放入花生油，至油烧热时入虾仁翻炒，待蛋糊凝结后下韭菜，同炒至熟时，放入食盐、酱油，再略炒即成。

用法：每日1次，早晨趁热食用。

功效：润肠通便。

适应证：肠燥便秘、习惯性便秘。

（4）芝麻拌茄子

原料：炒黑芝麻40克，茄子100克，植物油、红糖、酱油、料酒各适量。

制作：将茄子洗净，竖着切成6等份，用水浸泡除去涩味，沥净水分；炒黑芝麻研成细末，加红糖、酱油、料酒拌成糊状。平底锅上旺火，加入植物油烧热，茄子切口朝下放入锅中，煎出黄色时改用文火，继续煎至茄子熟后，趁热浇上芝麻糊拌匀，然后静放一会，使茄子入味即可。

用法：每日 1~2 次，佐餐食用。

功效：补充食物纤维，促进胃肠蠕动，利于排便。

适应证：各种便秘。

（5）凉拌苦瓜丝

原料：苦瓜 250 克，葱丝、蒜泥、生姜丝、食盐、味精、香油、米醋各适量。

制作：将苦瓜洗净，切成细丝，入沸水中余 5 分钟，捞出沥干水分，之后放入盘中，加入葱丝、蒜泥、生姜丝、食盐、味精、香油、米醋，拌匀即可。

用法：每日 1~2 次，佐餐食用。

功效：祛暑解毒，润肠通便。

适应证：胃肠积热型及阴津亏虚型便秘。

（6）苦瓜炒肉丝

原料：苦瓜 120 克，猪瘦肉 100 克，植物油、食盐、酱油、味精各适量。

制作：将苦瓜洗净、去皮，切成丝；猪瘦肉洗净，切成丝。炒锅上旺火，加入植物油，烧热后先放猪肉丝，炒至八成熟时，再放酱油、苦瓜丝及食盐，继续翻炒至猪肉熟时，用味精调味。

用法：每日 1~2 次，佐餐食用。

功效：清热润肠通便。

适应证：胃肠积热型及阴津不足型便秘。

（7）茼蒿炒笋丝

原料：茼蒿 100 克，莴笋 150 克，植物油、食盐、味精各适量。

制作：将茼蒿去老茎，洗净切成小段，莴笋去外壳，洗净切成细丝。炒锅上旺火，放入植物油，烧至八成热，入笋丝翻炒片刻，再加茼蒿段同炒，放入食盐，加水焖熟，用味精调味即成。

用法：每日 1~2 次，佐餐食用。

功效：清热润肠通便。

适应证：各种便秘。

（8）凉拌马齿苋

原料：马齿苋 250 克，十三香、食盐、米醋、香油各适量。

制作：将马齿苋洗净，放在沸水中焯一下，沥干水分，切成段状，放入盘子中，加入十三香、食盐、米醋及香油，拌匀即可。

用法：每日 1~2 次，佐餐食用。

功效：清热解毒，润肠通便。

适应证：胃肠积热型及习惯性便秘。

（9）山药炒芹菜

原料：山药 30 克，芹菜 200 克，生姜丝、葱花、花生油、香油、食盐、鸡精、淀粉各适量。

制作：将山药洗净，切成条；芹菜洗净，切成段。炒锅上旺火，放入花生油，烧至七成热时，入生姜丝、葱花爆香，再放入山药、芹菜，加食盐翻炒，至菜熟时入鸡精、香油，再用淀粉勾芡即成。

用法：每日 1 次，佐餐食用。

功效：清热泻火，通便。

适应证：肠胃积热型便秘。

（10）凉拌萝卜菠菜

原料：白萝卜、菠菜各 100 克，香油、食盐、味精各适量。

制作：先将菠菜洗净，切成段状，入沸水中烫 5 分钟，捞出沥干水分；将白萝卜洗净，切成细丝。之后把菠菜、萝卜丝一同放入大碗中，加香油、食盐、味精，调拌均匀即可。

用法：每日 1~2 次，佐餐食用。

功效：下气，润肠，通便。

适应证：习惯性便秘。

12 适宜于便秘患者服食的面点有哪些？

咨询：我以前每天排便 1 次，不干不稀，成条状，近段时间不仅 1 周左右才排便 1 次，还总是坚硬难解。我知道这是患便秘了，听说通过饮食调养就能纠正便秘，有些面点具有通便作用，很适合便秘者食用，我想了解一下。请问适宜于便秘患者服食的面点有哪些？

解答：正像您听说的那样，通过饮食调养就能纠正便秘，确实也有一些面点具有通便作用，比较适合便秘患者食用。下面介绍一些适宜于便秘患者服食的面点。

（1）山药酥

原料：怀山药 250 克，黑芝麻 15 克，白糖 100 克，植物油适量。

制作：将怀山药洗净、去皮，切成菱角块，放入六成热的油锅中，炸至外硬中软，浮上油面时捞出。将炒锅上旺火，烧热后用植物油滑锅，放入白糖，加水少许使之溶化，至糖汁成米黄色时，推入怀山药块，并不停地翻炒，使外面包上一层糖浆，最后撒上炒香的黑芝麻即可。

用法：当点心食用。

功效：健脾益肾，润肠通便。

适应证：肾虚大便燥结。

（2）萝卜饼

原料：白萝卜500克，生猪板油50克，熟火腿25克，小麦面500克，植物油、葱花、味精、黄酒、食盐各适量。

制作：将白萝卜洗净，切成细丝，加食盐稍腌挤干水分；生猪板油切成小丁，用黄酒和食盐腌一会；熟火腿切成丝，备用。小麦面200克加植物油100克揉成干油酥；小麦面300克加植物油50克、温水适量揉成水油酥。两种油酥分别另揿成10个面剂，将干油酥逐个包入水油酥内，擀长叠拢，压成圆形皮。把萝卜丝、葱花、猪板油丁、火腿丝、味精拌匀，做成馅料，包入酥皮内擀成饼形。接着平底锅上旺火，加入植物油，烧热后入饼料，将饼煎至两面金黄色熟透即成。

用法：当点心食用。

功效：消积化痰，解毒通便。

适应证：各种便秘。

（3）麻仁栗子糕

原料：火麻仁、芝麻各30克，栗子粉、玉米面、红糖各适量。

制作：将火麻仁淘洗干净，研为细末；芝麻淘洗干净。之后把火麻仁末、芝麻与玉米面、栗子粉、红糖充分混合，以水和面，制成麻仁栗子糕，蒸熟即可。

用法：每日 1 次，作早餐食用。

功效：补肾，润燥，宽肠。

适应证：老年人体虚肠燥大便干结。

（4）赤豆玫瑰饺

原料：赤小豆 150 克，小麦面粉 200 克，白糖、糖玫瑰、猪油各适量。

制作：将赤小豆加水浸泡半日，煮至熟烂，捞出制成豆沙。炒锅上火，放入猪油，烧热后加入白糖炒溶，再入豆沙，用小火翻炒，至水分炒干，放进糖玫瑰，炒透后放凉，即成馅料。面粉加水制成面剂，擀成面皮，将馅料放入面皮捏成饺子，上笼蒸熟即可。

用法：当点心食用。

功效：润肠通便。

适应证：肠燥便秘。

（5）桑椹芝麻糕

原料：黑芝麻 60 克，火麻仁 12 克，桑椹、白糖各 30 克，大米粉 800 克。

制作：将黑芝麻放入锅中，用小火炒香；桑椹、火麻仁淘洗干净后放入锅中，水煎去渣取汁。把大米粉、白糖一同放入盆中，加入药汁及适量清水，揉成面团，做成糕坯，在每块糕坯上撒上黑芝麻，上笼蒸 20 分钟左右，至熟即成。

用法：作配餐或当点心适量食用。

功效：补肝肾，健脾胃，润肠通便。

适应证：老年人体虚肠燥便秘。

（6）三豆蜂蜜糕

原料：赤小豆、黑豆、干蚕豆各200克，大米、蜂蜜各适量。

制作：将大米加水蒸熟；赤小豆、黑豆、干蚕豆用冷水泡发，蚕豆去皮。之后把三种豆放入锅中，加入清水适量，用文火炖熟煮烂后，压成泥，加入蜂蜜调成馅料。把大米饭和豆馅分层摊放在纱布上、压平，切成小块即成糕，糕中间可加糖桂花、果脯料、青梅丝等。

用法：当点心食用。

功效：润肠通便。

适应证：各种便秘。

（7）红枣高粱甜糕

原料：红枣100克，高粱面500克，小麦面300克，发酵粉、白糖各适量。

制作：将红枣洗净、去核，切成两半备用；高粱面、小麦面、发酵粉、白糖混合后，加温水适量和成面团，待面团发酵成后，制成大块薄饼状，上面插上红枣，放入蒸笼蒸熟，切成小块即成。

用法：当主食或当点心食用。

功效：健脾，补血，通便。

适应证：体虚便秘、老年人习惯性便秘。

（8）韭菜荞麦面饼

原料：韭菜150克，荞麦面粉250克，小麦面粉100克，花生油、鸡蛋、食盐各适量。

制作：将荞麦面、小麦面一同放入盆中，加温水和鸡蛋调成糊状；韭菜洗净，切成细末，倒入面糊中，加入食盐搅拌均匀。煎锅上旺火，加入花生油，烧至油热时，倒入适量面糊，摊成薄饼，煎至两面微黄饼熟即可。

用法：趁热当点心食用。

功效：益气宽肠，促消化。

适应证：老年人大便干结。

（9）葱花五香窝头

原料：玉米面500克，葱花100克，十三香、食盐各适量。

制作：将玉米面、葱花一同倒入盆中，放入十三香、食盐搅拌均匀，加温水和成面团，再把面团分成5份，制成窝头状，上笼蒸30~40分钟，至熟出笼即成。

用法：当正餐食用。

功效：益气宽中通便。

适应证：老年人习惯性便秘。

（10）荞麦面饼卷青菜

原料：荞麦面200克，嫩芽菜、芹菜、胡萝卜、黄瓜各100克，鸡蛋2个，黄油、面酱各适量。

制作：将嫩芽菜剪根洗净切碎，芹菜、胡萝卜、黄瓜洗净切成细丝，混匀备用。把鸡蛋打破放入盆中，搅匀后加入荞麦面，再入适量清水搅成糊状。平底锅上旺火，放入黄油，烧热后倒入鸡蛋荞麦面糊，摊成薄饼，煎熟后起锅装盘。

用法：薄饼卷上蔬菜、面酱食用。

功效：健胃消食，滑肠通便。

适应证：各种便秘。

13 适宜于便秘患者饮用的药茶有哪些？

咨询： 我今年48岁，平时喜欢饮茶，近段时间不仅1周左右才排便1次，还总是像羊粪一样坚硬难解。我知道这是患便秘了，听说有些药茶能纠正便秘，我想试一试，但不清楚可选用哪些药茶。请您告诉我适宜于便秘患者饮用的药茶有哪些？

解答： 我国茶文化源远流长，历代医药学家都很重视茶叶的保健价值和对茶剂的研究，合理用茶不仅能爽神益智，对多种疾病还有辅助治疗调养作用。有些药茶适量饮用确实能纠正便秘，保持大便顺畅，下面介绍一些适宜于便秘患者饮用的药茶，可以根据自己的情况选择饮用。

（1）蜂蜜茶

原料：绿茶叶3克，蜂蜜适量。

制作：将绿茶叶放入茶杯中，加入适量沸水冲泡，加盖闷数分钟，去渣取汁，再放入适量蜂蜜搅匀即可。

用法：每日1~2剂，代茶饮用。

功效：补虚润燥，润肠排毒。

适应证：老年性便秘、习惯性便秘。

（2）槐菊茶

原料：菊花、槐花、绿茶各3克。

制作：将菊花、槐花分别洗净，沥干水，之后与绿茶一同放入茶杯中，用适量沸水冲泡，加盖闷5~10分钟即可。

用法：每日1剂，代茶饮用。

功效：清肝明目，止渴除烦，润肠解毒。

适应证：便秘。

（3）核桃仁糖茶

原料：核桃仁、白糖各30克。

制作：将核桃仁捣碎，与白糖一同放入茶杯中，用适量沸水冲泡，加盖闷数分钟即可。

用法：每日1剂，代茶饮用。

功效：温补肺肾，润肠通便。

适应证：老年性便秘。

（4）六仁通便茶

原料：炒杏仁、松子仁、火麻仁、柏子仁、郁李仁、瓜蒌仁各6克。

制作：将上药一同捣碎，放入保温杯中，用适量沸水冲泡，加盖闷15分钟即可。

用法：每日1剂，代茶饮用，可连用1~3日。

功效：养阴生津，润肠通便。

适应证：老年性便秘、习惯性便秘。

（5）决明润肠茶

原料：决明子30克。

制作：将决明子炒至微黄色，研为细末，放入保温杯中，用适量沸水冲泡，加盖闷5~10分钟即可。

用法：每日1剂，代茶饮用。

功效：润肠通便，降脂明目。

适应证：老年性便秘、习惯性便秘，对高脂血症伴有便秘者尤为适宜。

（6）决明苁蓉茶

原料：决明子、肉苁蓉各10克，蜂蜜适量。

制作：将决明子炒熟，研成细末，之后与肉苁蓉一同放入保温杯中，用适量沸水冲泡，加盖闷5~10分钟，去渣取汁，再加入适量蜂蜜搅匀即可。

用法：每日1剂，代茶饮用。

功效：温补肾阳，润肠通便。

适应证：老年性便秘、习惯性便秘。

（7）二仙通幽茶

原料：桃仁9克，郁李仁6克，当归5克，小茴香、红花各1克。

制作：将上药分别洗净，一同放入砂锅中，加入适量清水，水煎去渣取汁即成。

用法：每日1剂，分2次，于上午、下午代茶饮用。

功效：行气活血，润肠通便。

适应证：便秘。

（8）柏子仁蜂蜜茶

原料：柏子仁15克，蜂蜜适量。

制作：将柏子仁炒熟打碎，水煎去渣取汁，加入适量蜂蜜搅匀即可。

用法：每日1剂，代茶饮用。

功效：润肠通便，宁心安神。

适应证：老年性便秘、习惯性便秘，对老年人失眠伴有便秘者尤为适宜。

（9）番泻叶决明子茶

原料：番泻叶 3 克，决明子 30 克。

制作：将番泻叶和决明子一同放入茶杯中，用适量沸水冲泡，加盖闷 10~15 分钟即可。

用法：每日 1 剂，代茶饮用。

功效：清泻实热，润肠排毒。

适应证：肠胃积热之便秘。

（10）橄榄生姜红糖茶

原料：鲜橄榄 7 个，红糖 15 克，生姜 5 片。

制作：将鲜橄榄洗净捣碎，与红糖、生姜一同放入小砂锅中，加入适量清水，文火煎煮 10 分钟左右，滤出汁液即可。

用法：每日 1 剂，分早、晚代茶饮用。

功效：解毒消炎，润肠通便。

适应证：老年性便秘、习惯性便秘。

14 糖尿病伴发便秘者可选用哪些食疗方？

咨询： 我患糖尿病已多年，一直坚持服用降血糖药，血糖控制得还不错。近段时间我出现了便秘，大便总是像羊粪一样坚硬难解，我知道不仅是糖尿病，便秘也需要注意饮食调养，可选用食疗方进行调理，我要问的是**糖尿病伴发便秘者可选用哪些食疗方？**

解答：糖尿病是中老年人的一种常见多发病，糖尿病伴发便秘者相当多见，对于糖尿病伴发便秘的患者，饮食调养是最常采用的一种方法，可根据病情的不同选用适宜的食疗方进行调理。应当注意的是，采用饮食疗法、选用食疗方调理糖尿病伴发便秘的患者，不能只顾一头，必须选用那些既含高纤维素或能润肠通便，又有降血糖作用或至少不至于升高血糖的食疗方，这样的饮食调理方法最佳。现将糖尿病伴发便秘的患者常用的主食、粥类、菜肴等食疗方简要介绍如下。

（1）主食：荞麦饼是适合于糖尿病便秘患者最常用的一种主食。荞麦是一种营养丰富的粮食，食用及药用价值都很高，其纤维素含量远远高于大米和小麦等，具有较好的促进胃肠蠕动和防治便秘的作用。同时荞麦还含有多种微量元素和丰富的维生素 B_1、维生素 B_2、维生素 B_6 以及其他粮食所没有的叶绿素和芦丁等。将荞麦磨粉做成荞麦饼当主食食用，很适合于糖尿病便秘的患者。

（2）粥类：适宜于糖尿病伴发便秘患者服食之粥类较多，常用的有南瓜粥、熟地粥、葛根粥等。①南瓜粥：南瓜含有大量的纤维素，既可通便，又可改善糖代谢，还能降血脂、减肥，对糖尿病伴发便秘者较为适宜。取南瓜 250 克，大米 50 克。将南瓜洗净切块，与淘洗干净的大米一同放入锅中，加入适量清水，共煮成粥，每日 2 次，分早晚服食。②熟地粥：熟地具有滋燥润肠、养阴补虚之功效，对糖尿病伴发便秘者有一定的治疗作用。取熟地 40 克，大米 100 克，陈皮 5 克。将熟地洗净、水煎去渣取汁，之后把药汁与淘洗干净的大米、洗净的陈皮一同放入锅中，再加入适量清水，共煮成粥，每日 2 次，分早晚服食。③葛根粥：葛根含植物纤维素，能通便，同时具有生津止渴除烦、活血降压、治疗糖尿病之功效，较适宜糖尿病伴发便秘者食用。取葛根 30 克，大米 100 克。将葛根洗净切片，与淘洗干净的大米一同放入锅中，加入适量清水，共煮成粥，每日 2 次，分早晚服食。

（3）菜肴：适宜于糖尿病伴发便秘患者食用之菜肴较多，下面介绍几则简单易行者。①麻油拌菠菜或麻油拌芹菜，素炒小油菜或素炒白菜丝等，均有润肠通便之功效，且对血糖没有明显影响。②素炒洋葱或洋葱炒瘦肉丝，能降血糖、降血脂，润肠通便。③苦瓜菜，苦瓜清暑解热，又能润肠，含纤维素可通便，又有降血糖作用，食用方法是将新鲜苦瓜洗净切丝，炒菜食用。

15 妇女产后便秘可选用哪些食疗方？

咨询： 我以前每天排便 1 次，不干不稀，成条状，自从生宝宝以后，不仅 3~5 天才排便 1 次，还总是坚硬难解。我知道这是患便秘了，上网查了一下，像我这种情况属于产后便秘，可选用食疗方进行调理，我想试一试。请问妇女产后便秘可选用哪些食疗方？

解答： 妇女产后便秘在日常生活中比较多见，食疗方具有很好的治疗调养效果，您有产后便秘的情况存在，用食疗方进行调理是不错的选择。

由于在分娩过程中体力消耗过大，出汗过多，或失血过多，气血耗伤，正气虚损，加之产后妇女腹壁肌肉松弛，肠蠕动迟缓，以及产后饮食过于精细等，致使大多数产妇在产后出现不同程度的便秘。如果体质素虚者，还会出现重度便秘。

按中医理论，产后便秘多属"虚秘"的范畴，其治疗调养绝不能只顾通便而用通里攻下之刺激性泻药，以防泻下更伤正气，应在扶正的基础上结合润下通便。下列食疗方，既能补虚，又能解除产妇便秘之苦，调理妇女产后便秘有较好的疗效，可根据具体情况选择应用。

（1）蜂蜜适量。取蜂蜜 2~3 汤匙，加温开水 1 杯，搅匀后饮用，每日 2~3 次。蜂蜜含有丰富的蛋白质、糖、维生素、微量元素和氨基酸，富有营养又能润肠通便。

（2）桑椹子 50 克，大米 100 克，红糖适量。先把桑椹子和大米分别淘洗干净，之后一同放入锅中，加入清水适量，文火煮粥，待米熟粥成，调入红糖搅匀即成。每日 2 次，分早、晚服食。该粥具有补肾养血润肠之功效，尤其适宜于产后血虚便秘者食用。

（3）松子仁、黑芝麻各 30 克，火麻仁 20 克，大米 200 克。将松子仁、黑芝麻、火麻仁、大米分别淘洗干净，之后一同放入锅中，加入清水适量，文火煮粥。每日 2 次，分早、晚服食。此粥具有补虚润肠通便之功效，适宜于产后体虚便秘。

（4）桃仁 10~15 克，大米 200 克，红糖适量。先把桃仁捣烂如泥，之后与淘洗干净的大米一同放入锅中，加入清水适量，文火煮粥，待米熟粥成，调入红糖搅匀即成。每日 2 次，分早、晚服食，2~3 日为 1 个疗程。桃仁具有活血通经、祛瘀止痛、润肠通便之功效，此粥适宜于产后瘀阻腹痛伴有便秘者。

（5）杏仁 30 克，核桃仁、黑芝麻各 50 克，红糖适量。把杏仁、核桃仁、黑芝麻分别淘洗干净，共捣烂后一同放入锅中，加入清水适量，文火慢煮至熟，再调入红糖，搅匀即成。每日2次，分早晚服食。此方具有补肾养血、润肠通便之功效，适宜于产后血虚便秘。

（6）红薯500克，大米200克。把红薯洗净切成小块，之后与淘洗干净的大米一同放入锅中，加入清水适量，共煮成粥。每日2次，分早、晚服食。红薯营养价值高，营养成分全，又含有大量纤维素，对肠蠕动有良好的刺激作用，其解除便秘之功效不亚于药物，是产后便秘的食疗佳品。

（7）新鲜菠菜适量。把菠菜洗净，用开水烫熟，再用适量麻油、味精、食盐拌匀即成。每日2次，适量食用。此方具有养血补虚、润肠通便之功效，适宜于产后血虚便秘。

（8）当归、生姜各30克，羊肉250克，食盐适量。把当归洗净，羊肉洗净切成小片状，之后一同放入锅中，再加入食盐和适量清水，煮至羊肉熟烂即成。每日1剂，分3次服食。当归补血润肠通便，羊肉营养丰富而补虚，此方适宜于产后体虚较重伴有便秘者。

（9）绿豆芽300克，猪瘦肉100克，食盐、十三香各适量。将绿豆芽淘洗干净，猪瘦肉洗净切成细丝。先炒猪瘦肉，再放绿豆芽、食盐和十三香继续炒制，做成菜肴绿豆芽炒瘦肉丝。每日2次，分早、晚佐餐食用。猪瘦肉营养丰富，绿豆芽含丰富的纤维素，可刺激肠道蠕动而通便，此方乃妇女产后体虚便秘的食疗良方。

（10）紫苏子、火麻仁各15克，大米100克。先把紫苏子、火麻仁洗净，捣烂如泥，之后加清水慢研，滤汁去渣，再将药汁与大米一同放入锅中，加入适量清水，共煮成粥。每日2次，分早、晚服食，2~3日为1个疗程。此粥具有润肠通便之功效，适宜于产后体虚便秘。

16 运动锻炼能调养便秘吗？

咨询： 我今年46岁，以前1~2天排便1次，不干不稀，成条状，近段时间不知为什么，不仅1周左右才排便1次，还总是像羊粪一样坚硬难解。我知道改善饮食结构能纠正便秘，听说运动锻炼也能调养便秘，我不太相信。请您告诉我**运动锻炼能调养便秘吗**？

解答： 这里首先告诉您，适当的运动锻炼确实能调养便秘，是保持大便顺畅的有效方法。生命在于运动，一个健康的人，首先要有健康的体魄，并保持心理平衡，而运动便是人类亘古不变的健康法宝。原始时代人们为了防止野兽的侵袭和伤害，需要在运动中强壮身体，增长技能；古人为了祛病延年发明了易筋经、八段锦、五禽戏等运动方法；而如今许多长寿老人，他们的健康之道就是坚持运动锻炼。

运动锻炼也称运动疗法、体育疗法或医疗体育，是指运用体育运动的各种形式预防和治疗疾病的方法。运动锻炼好比一帖良方，运动可在一定程度上代替药物，但所有的药物却不能代替运动，运动使生活充满活力和朝气，运动锻炼有助于疾病的康复。运动锻炼最大的特点就是患者积极主动地参与，它充分调动患者自身的主观能动性，发挥内在的积极因素，通过机体局部或全身的运动，以消除或缓解病理状态，恢复或促进正常功能。

坚持适宜的运动锻炼可增强体质，治疗疾病，恢复机体的各种正常功能。运动锻炼对便秘患者的影响是综合的，运动锻炼不仅能调节神经系统功能，改变便秘患者的精神面貌，解除神经、精神疲劳，消除焦虑、易怒、紧张等情绪，使之保持良好的情绪，同时便秘患者通过适当的运动锻炼，还可调节机体组织器官的功能，调整阴阳气血，疏通经络，增强体质，激发人体内在的潜力，改善消化系统的功能，促进胃肠蠕动，加快食物的消化过程，增强腹部和肛门周围肌肉力量，使排便能够顺利通畅。

运动锻炼是纠正便秘的重要手段之一。运动锻炼简单易行，老少皆宜，不受场地、时间的限制，可随时应用，具有其他疗法达不到的功效，所以深受广大便秘患者的欢迎。适宜于便秘患者运动锻炼的项目多种多样，其中以增强胃肠蠕动、增强腹部和肛门周围肌肉力量、促进排便为主者疗效较好，常用的有徒手操、大便秘结防治操、床上操、垫上操、祛病延年二十式、太极拳等，便秘患者可根据具体情况选择练习，并养成锻炼习惯，长期坚持，以求得最佳运动锻炼效果。

17 便秘患者在进行运动锻炼时应注意什么?

咨询: 我是一名售货员,平时不仅喝水少,吃饭还没规律,患便秘已有一段时间了。我知道运动锻炼能调养便秘,想通过运动锻炼纠正便秘,听说便秘患者的运动锻炼并非是随意的,有很多需要注意的地方。请您介绍一下便秘患者在进行运动锻炼时应注意什么?

解答: 适当的运动锻炼确实能纠正便秘,保持大便顺畅,这是事实,但正像您所听说的那样,便秘患者的运动锻炼并非是随意的、无限制的,有很多需要注意的地方。为了保证运动锻炼的安全有效,避免不良事件发生,便秘患者在进行运动锻炼时,应注意以下几点。

(1)恰当选法:运动锻炼的种类和项目很多,便秘患者要根据自己的年龄、体质、环境以及病情等的不同,因人而异地选用适当的运动锻炼方法。要了解所选运动项目的注意事项及禁忌证,最好在医生的指导下进行锻炼,严防有禁忌证的患者进行运动锻炼。

(2)量力而行:运动量太小,则达不到预期的目的,运动量太大,又易引起身体不适,发生不良反应,所以便秘患者要根据自己的情况,选择适度的运动量,量力而行地进行锻炼。要掌握循序渐进原则,开始时运动强度不宜过大,持续时间不要过长，随着运动能力的增强逐渐增加运动量。在锻炼时要认真、努力，注意把动作做到位，如胳膊平伸、上举时要伸直，弯曲时也要弯曲到规定的角度，以不疲劳、练后轻松舒适、稍微出汗为宜。

（3）持之以恒：运动锻炼贵在坚持，决不可半途而废，应该每天进行，长期坚持，并达到一定的强度，这样才能有良好的锻炼效果。希望短期内就有明显效果，或是三天打鱼、两天晒网，都不会达到应有的效果。

（4）配合应用：运动锻炼并非万能，它显效较慢，作用较弱，有一定的局限性，较适宜于排便动力缺乏的功能性便秘患者选用，同时还应注意与其他治疗调养方法配合应用，以提高临床疗效。如在每天坚持运动锻炼的同时也要每天定时排便，养成习惯；在药物治疗、饮食调理的基础上进行运动锻炼，运动锻炼与药物治疗、针灸疗法配合应用等，切不可一味地采用运动锻炼纠正便秘而忽视了其他治疗方法。

18 如何用散步纠正便秘？

咨询： 我今年47岁，患便秘已有一段时间了。我知道运动锻炼的重要性，也明白散步不仅是一项简单有效、不受环境条件限制的运动锻炼方式，也能够纠正便秘，但不清楚散步有哪些要领，想进一步了解一下。麻烦您讲一讲如何用散步纠正便秘？

解答： 散步是指闲散、从容地行走。散步的好处是显而易见的，对便秘患者十分有益，您患便秘已有一段时间了，可以根据自己的情况坚持进行散步锻炼，以纠正便秘。

俗话说："饭后三百步，不用上药铺""饭后百步走，能活九十九""每天遛个早，保健又防老"。唐代著名医家孙思邈也精辟地指出："食毕当行步，令人能饮食、灭百病。"可见散步是养生保健的重要手段。散步是一项简单而有效的锻炼方式，也是一种不受环境、条件限制，人人可行的保健运动。大量实践表明，散步也是预防调养便秘行之有效的方法。

每天坚持在户外进行轻松而有节奏的散步，可促进四肢及脏器的血液循环，增加肺活量和心输出量，改善微循环，加强胃肠道的蠕动和消化腺的分泌，调节神经系统功能，增加排便动力，使排便通畅，纠正习惯性便秘。同时，散步还可调畅情志，解除神经、精神疲劳，使人气血流畅，脏腑功能协调。

一般而言，散步容易做到，但坚持下来却不容易，散步虽好也须掌握要领，散步应注意循序渐进、持之以恒。散步前应使身体自然放松，适当活动肢体，调匀呼吸，然后再从容展步。散步时背要直，肩要平，精神饱满，抬头挺胸，目视前方，步履轻松，犹如闲庭信步，随着步子的节奏，两臂自然而有规律地摆动，在不知不觉中起到舒筋活络、行气活血、安神宁心、祛病强身的效果。便秘患者应根据个人的体力情况确定散步速度的快慢和时间的长短，散步宜缓不宜急，宜顺其自然，而不宜强求，以身体发热、微出汗为宜。散步的方法有普通散步法、快速散步法以及反臂背向散步法等多种，便秘患者一般可采用普通散步法，即以每分钟 60~90 步的速度，每次散步 15~40 分钟，每日散步 1~2 次。

散步何时均可进行，但饭后散步最好在进餐 30 分钟以后，对便秘患者来说，选择在清晨、黄昏或睡前均较适宜。在场地的选择上，以空气清新的平地为宜，可选择公园之中、林荫道上或乡间小路等，不要到车多、人多或阴冷、偏僻之地去散步。散步时衣服要宽松舒适，鞋要轻便，以软底鞋为好，不宜穿高跟鞋、皮鞋。

19 怎样运用慢跑调理便秘？

咨询：我们单位的刘师傅前些年患顽固性便秘，是通过坚持每天进行慢跑锻炼调理好的。我患便秘也有一段时间了，担心吃药时间长了会有不良反应，所以不想吃药，也想运用慢跑锻炼进行调理。听说慢跑调理便秘是有一定要求的，请您告诉我怎样运用慢跑调理便秘？

解答：的确，慢跑能调理便秘，保持大便顺畅，便秘患者很适合慢跑。慢跑又称健身跑，是近年来流行于世界的锻炼项目，它简便易行，无需场地和器材，老幼皆宜，是人们最常用的防病健身手段之一。

慢跑的好处众所周知，慢跑是预防调养便秘的有效体育疗法。慢跑对内脏是一项极为有益的锻炼，跑步的节奏性运动，使胃肠处于不定向的摆动，加上膈肌和腹肌的有节奏的收缩等，对胃肠道形成一种良性的振荡运动和按摩，不仅可锻炼肠道平滑肌使之张力增强，而且由于胃肠的摆动运动和重力作用，让食物残渣加速向低位移动，对肠壁产生良性刺激，使肠蠕动趋于活跃，蠕动加快，促进大便和肠道内气体排出体外。同时跑步时呼吸加快、加深，肺活量加大，心跳加快等，不仅能改善呼吸、循环及神经系统功能，还能有效地锻炼膈肌、腹肌、盆腔肌群等排便肌群，保持并增强这些排便肌群的张力及收缩力，这对纠正便秘、保持大便通畅也是十分重要的。因此，慢跑也是习惯性便秘患者常用的祛病健身方法。

采用慢跑运动进行医疗体育锻炼时，要有一个逐渐适应的过程。慢跑前要进行身体检查，有慢跑禁忌证者不可进行慢跑。慢跑时应稍减一些衣服，做3~5分钟的准备活动，如活动踝关节、膝关节，伸展一下肢体或做片刻徒手体操，之后由步行逐渐过渡到慢跑。

慢跑时的正确姿势是全身肌肉放松，两手微微握拳，上身略向前倾，上臂和前臂弯曲成90度左右，两臂自然前后摆动，两脚落地要轻，呼吸深长而均匀，与步伐有节奏地配合，一般应前脚掌先落地，并用前脚掌向后蹬地，以产生向上向前的反作用，有节奏地向前奔跑。慢跑通常应先从慢速开始，等身体各组织器官协调适应后，可以放开步伐，用均匀的速度行进。慢跑时应以不气喘，不吃力，两人同跑时可轻松对话为宜。慢跑的距离起初可短一些，要循序渐进，可根据自己的具体情况灵活掌握慢跑的速度和时间，运动量以心率每分钟不超过120次，全身感觉微热而不感到疲劳为度。慢跑的速度一般以每分钟100~120米为宜，时间可控制在10~30分钟。在慢跑行将结束时，要注意逐渐减慢速度，使生理活动慢慢缓和下来，不可突然停止。慢跑后可做一些整理活动，及时用干毛巾擦汗，穿好衣服。慢跑中若出现呼吸困难、心悸胸痛、腹痛等症状，应立即减速或停止跑步，必要时可到医院检查诊治。

慢跑应选择在空气新鲜、道路平坦的场所，不宜在车辆及行人较多的地方跑步，并应穿大小合适、厚度与弹性适当的运动鞋。不要在饭后立即跑步，也不宜在跑步后立即进食。对便秘患者来说，慢跑宜在早晨或傍晚进行，在坚持慢跑的同时还要养成定时排便的习惯，并注意与其他治疗方法相互配合。

20 怎样练习便秘防治操？

咨询： 我以前每天排便 1 次，不干不稀，成条状，近段时间不仅 1 周左右才排便 1 次，还总是坚硬难解。我知道这是患便秘了，从报纸上看到坚持练习便秘防治操能调养便秘，保持大便顺畅，我准备试一试。但不知道具体练习方法，请问**怎样练习便秘防治操？**

解答： 便秘防治操简单易行，坚持练习能增强胃肠蠕动，促进排便，是预防调养便秘行之有效的方法。对便秘患者，尤其是中老年人及气虚体弱的便秘患者来说，坚持练习便秘防治操，可纠正便秘，克服服通便药后可解大便，但停药后却依然如故之弊端，保持大便顺畅。便秘防治操共分 5 节，通常每日练习 2 次，分早、晚进行，下面是具体练习方法。

（1）仰卧，两臂伸直放身体两侧，紧靠两侧胁肋部，上下转动两臂，使臂与两肋摩擦，连续做 10~20 次。

（2）端坐，直腰，两臂交于背后，两手插合，用力向下，连续用力 10~15 次。

（3）搓脚心，沿脚心弓凹部位上下搓，适当用力，连续搓45 次，左右交替搓。

（4）站立，两脚分开与肩同宽，双膝稍屈呈马步状，两手叉腰，拇指向后。头向左侧伸展，随即缓缓向左侧转腰，眼尽量向身后看。再换右侧做。各做 10~20 次。

（5）站立或仰卧位，双手置于腹部，从脐下向上推按，做20~30 次。再将两手重叠置于腹部，以脐为中心，做顺时针方向揉按 20~30 次。

21 怎样运用转腹运动纠正便秘？

咨询：我今年 35 岁，近段时间不仅 3~5 天才排便 1 次，还总是像羊粪一样坚硬难解。我知道这是患便秘了，医生让我服酚酞片，我担心有副作用，听说转腹运动能纠正便秘，保持大便顺畅，我想练习一段时间。我要问的是怎样运用转腹运动纠正便秘？

解答：转腹运动是一种简单易行、随时随地可以练习的自我调治便秘的方法，确实能纠正便秘，保持大便顺畅。

坚持练习转腹运动，可增加肠蠕动次数，加快肠蠕动速度，便秘患者的胃肠蠕动可由原来的每分钟 9~11 次增加到每分钟30 余次，蠕动波幅也明显加深。转腹运动对纠正习惯性便秘、老年性便秘的效果较好，通常情况下在 15 日之内就可见到疗效。下面是转腹运动的具体练习方法和注意事项。

（1）练习方法：预备姿势为两足开立，与肩同宽，两膝微屈，两手叉腰。练习时膝以下部位和腰以上躯体尽量保持不动，腹部和臀部（包括髋关节）先按顺时针方向转动，再按逆时针方向转动。锻炼的强度应根据各人的体质而定，要循序渐进。一般来说，每日锻炼次数从1次逐步增加到2~3次，每次转动的次数从每方向各30次逐渐增加到各200次。

（2）注意事项：转腹运动并不能调治所有的便秘，只适宜于习惯性便秘、老年性便秘等功能性便秘，机械性肠梗阻、肠结核和肠癌等器质性病变引发的便秘不宜进行此项运动，以免引起不良后果。

22 如何运用改善胃肠功能操纠正便秘？

咨询： 我们单位的老宋前些年患习惯性便秘，是通过坚持练习改善胃肠功能操调理好的。我近段时间不仅1周左右才排便1次，还总是坚硬难解，我知道这是患便秘了，也想用改善胃肠功能操试一试，但不清楚具体练习方法。请问如何运用改善胃肠功能操纠正便秘？

解答： 改善胃肠功能操可提高胃肠道平滑肌张力和蠕动，增强腹背肌力，减轻腹胀、嗳气等症状，增进食欲，促进排便，坚持练习对纠正便秘有肯定的作用。改善胃肠功能操练习起来比较简单，下面是练习方法。

（1）平卧，做腹式呼吸，口呼鼻吸，呼时收腹，吸时鼓腹，腹壁随呼吸而起伏，以助内脏运动。

（2）平卧，手臂向上伸直，然后分别向两侧下方拉开，最后收回。

（3）平卧，屈下肢，使足跟紧靠臀部，然后伸直，左右腿交替进行。

（4）平卧，用两肘关节着床，支撑上身重量，使胸部挺起。

（5）平卧，抬右腿（伸直），尽量使大腿和躯干成直角，再放下，左右腿交替进行。

（6）平卧，屈双腿，做蹬自行车的动作。

（7）平卧，两手交叉置于脑后，两腿不动，缓慢坐起。

（8）平卧，屈右腿，使大腿尽量贴近胸部和腹部，再放下，左右腿交替进行。

改善胃肠功能操宜长期坚持练习，通常每日练习2次，分早、晚进行，以上每组动作每次做5~10遍。

23 如何运用习惯性便秘防治操纠正便秘?

咨询: 我患有慢性胃炎,吃饭稍不注意就腹部胀满不舒服,近段时间同时又出现了便秘,不仅1周左右才排便1次,还总是像羊粪一样坚硬难解。听说习惯性便秘防治操能纠正便秘,消除腹部胀满不适,我想试一试。请您告诉我<u>如何运用习惯性便秘防治操纠正便秘?</u>

解答: 习惯性便秘防治操方法简单,以腹部运动为主,坚持练习能强健腹部肌肉,促进胃肠蠕动,纠正习惯性便秘,保持大便顺畅。下面介绍具体练习方法。

(1)屈腿运动:仰卧位,两腿同时屈膝提起,使大腿贴腹,然后还原。重复做15次。

(2)举腿运动:仰卧位,两腿同时举起,然后慢慢放下。重复做15次。

(3)"踏自行车"运动:仰卧位,轮流屈伸两腿,模仿踏自行车的运动。动作要快而灵活,屈伸范围尽量大。可坚持20~30秒。

(4)仰卧起坐:从仰卧位坐起,坐起后上体前倾,两手摸足尖。连续做8~10次。

24 怎样运用肛门会阴运动锻炼法调理便秘？

咨询： 我患便秘已有一段时间了，每次排便都像"过关"一样，很是痛苦。听朋友说肛门会阴运动锻炼法能防治便秘，他的便秘就是通过练习肛门会阴运动锻炼法调理好的，我也想试一试，但不知道练习方法。请问**怎样运用肛门会阴运动锻炼法调理便秘？**

解答： 肛门会阴运动也称缩肛运动，即在主动意识支配下，收缩——放松——收缩肛门和会阴，进行锻炼的方法。肛门会阴运动锻炼法可增强肛门外括约肌、耻骨直肠肌、肛提肌等随意舒缩功能，从而增强排便动力，使排便顺畅，有利于预防和治疗调养便秘。就肛门会阴运动锻炼的具体方法来讲，常用的有以下几种，可以根据自己的情况选择练习方法。

（1）随意收缩肛门和会阴5秒钟，再舒张5秒钟，连续进行5分钟，通常每天练习2~3次。练习时注意缩肛时吸气并稍屏气闭嘴，意守丹田，放松舒张时慢慢呼气。

（2）仰卧屈膝，抬头，右手伸到左膝，然后松弛复原；再屈膝，抬头，左手伸到右膝，松弛还原。如此反复练习10~15遍，通常每日练习1~2次。

（3）仰卧，向内收缩腹部，并将臀部紧缩，持续5秒钟，然后放松，再重复做，连续进行5分钟，通常每天练习2~3次。

（4）坐位深呼吸法，可深吸气时紧缩臀部和肛门，呼气时松弛，如此随深呼吸连续做 10~30 次；也可站立收腹、缩肛，然后放松，再收腹、缩肛，反复练习 10~30 次；或者步行时有意做缩肛运动。

25 怎样运用痔疮防治操纠正便秘？

咨询：我患便秘已很长一段时间了，自从患便秘后，就特殊关注有关治疗调养便秘方面的知识，从报纸上看到有痔疮防治操，坚持练习不仅能防治痔疮，还能纠正便秘。正好我患有便秘，想试一试，但不清楚具体练习方法，我想知道**怎样运用痔疮防治操纠正便秘？**

解答：痔疮防治操能锻炼肛门会阴部肌肉，增强其随意舒缩功能，促进胃肠蠕动，从而增加排便动力，使排便顺畅。坚持练习不仅能防治痔疮，对纠正便秘也大有好处。下面是具体练习方法。

（1）放松呼吸：仰卧，全身尽量放松，双手重叠置于小腹，做腹式深呼吸，吸气时腹部鼓起，呼气时腹部凹陷。重复20 次。

（2）夹腿提肛：仰卧，双腿交叉，臀部及大腿用力夹紧，肛门逐渐用力收缩上提，持续 5 秒钟左右，然后放松。重复10~20 次。

（3）仰卧屈腿挺身：仰卧屈膝，两足跟靠近臀部，两臂平放体侧，以脚掌和肩部支撑，骨盆抬起，同时收缩肛门，持续5秒钟左右，还原。重复10次。

（4）坐立提肛：先坐于床边，双足交叉，然后双手叉腰并起立，同时肛门收缩上提，持续5秒钟，再放松、坐下。重复10~20次。

（5）踮足收肛：站立，双手叉腰，双脚交叉，踮起足尖，同时肛门收缩上提，持续5秒钟。重复10~20次。

26 徒手强肌体操能纠正功能性便秘吗？如何练习？

咨询：我今年43岁，近段时间不知为什么，不仅1周左右才排便1次，还总是像羊粪一样坚硬难解。我知道这是患便秘了，听说徒手强肌体操能纠正像我这样的功能性便秘，我想试一试。我要问的是**徒手强肌体操能纠正功能性便秘吗？如何练习？**

解答：这里首先告诉您，徒手强肌体操确实能纠正功能性便秘。徒手强肌体操简单易行，坚持练习能强健腹部、臀部及会阴部肌肉，增强消化系统功能，促进排便，防治便秘的疗效肯定，适宜于中青年便秘患者练习使用。做操时应注意运动幅度和力量可适当大一些，通常每天早晚各做1次，坚持练习可纠正功能性便秘，使大便保持顺畅，下面是具体练习方法。

第一节：直立，左手扶墙，右腿屈膝尽量抬高。然后右手扶墙，左膝尽量抬高。如此反复，左右腿各做 10 次。

第二节：直立，两手垂于体侧。双腿弯曲向下深蹲，蹲得越低越好，然后恢复初始姿势。如此反复，共做 10 次。应注意下蹲时要站稳身体，以免摔倒。

第三节：直立，左手扶墙，右脚尖绷直，踢起右腿，踢得越高越好。然后右手扶墙，再踢左腿。如此反复，左右脚各做 10 次。

第四节：直立，双脚分开，双肘弯曲伸在胸前。身体先向左转，双臂向右甩，然后身体向右转，双臂向左甩。如此反复，左右各做 10 次。

第五节：直立，两脚分开，两手垂于体侧。双手上扬，然后弯腰屈身，双手尽力触脚尖，再恢复初始时的姿势。如此反复，共做 15 次。

第六节：直立，双脚分开，两手叉腰。腰部顺时针旋转 1 圈，再逆时针旋转 1 圈。如此反复，共做 20 次。

第七节：直立，左手扶墙，右腿向右侧踢起，踢得越高越好。然后右手扶墙，左腿向左侧踢起。如此反复，左右腿各做 10 次。

第八节：直立，双手扶墙。左腿向后踢起，踢得越高越好，恢复直立双手扶墙位；然后右腿向后踢起。如此反复，左右腿各做 10 次。

第九节：直立，两手垂于体侧。左腿迈前 1 步成弓步，两手扶在左膝上，身体向下压髋部 10 次，恢复初始时的姿势；然后右腿迈前 1 步成弓步，两手扶在右膝上，身体向下压髋部 10 次。

第十节：直立，两脚分开，两手垂于体侧。上体前屈 90

度，同时双臂向前伸展成水平状，恢复初始时的姿势。如此反复做 10 次。

第十一节：直立，两手垂于体侧。双腿向两侧做分腿跳，双臂平举，跳得越高越好，腿分得越开越好，恢复初始时的姿势。如此反复跳 10 次。

第十二节：直立，两手垂于体侧。两腿向前后做分腿跳，跳得越高、腿分得越开越好，恢复初始时的姿势。如此反复跳 10 次。

第十三节：直立，两手垂于体侧。先原地跳起左脚，左脚落地后再跳起右脚。如此反复交叉跳 10 次。

27 便秘患者怎样练习防止老化体操？

咨询：我今年 48 岁，以前每天排便 1 次，不干不稀，成条状，近段时间不仅 4~5 天才排便 1 次，还总是坚硬难解。我知道这是患便秘了，听说不用吃药，坚持练习防止老化体操就能纠正便秘，我想试一试。请您告诉我便秘患者怎样练习防止老化体操？

解答：防止老化体操是日本长野县佐久综合医院研究制定的，在日本颇为流行。要点有三：其一是深呼吸；其二是肌肉和关节的屈伸、转动及叩打肌肉的动作；其三是以正确的姿势进行。每日早晨起床后、晚上睡觉前及工作间歇时，坚持练习防止老化体操，不仅能健体强身、延年益寿，对失眠、便秘、高血压、肺气肿、冠心病、神经衰弱、慢性支气管炎等多种慢性病也有较好的辅助治疗调养作用。下面是具体练习方法。

（1）深呼吸：双脚跟靠拢自然站立，双手由体前向上举，同时深吸气。然后双手由体侧放下，同时呼气。如此练习2次，呼气、吸气缓慢进行。

（2）伸展：双手十指交叉向头上高举，掌心向上，双臂伸直，头颈尽量后仰，眼看天空，背部尽量伸展。

（3）高抬腿踏步：左右大腿交替高抬踏步，双臂前后大幅度挥摆。

（4）手腕转动：双手半握拳向内、外转动4次，重复练习2遍。

（5）手腕摇动：手腕放松，上下摇动，如此练习，时间约1分钟。

（6）扩胸：双脚稍开立，双臂由前向上举至与肩平，向两侧屈，同时用力扩胸，然后放松，使身体恢复至原站立时的姿势，重复练习4次。

（7）体转：手臂向外伸展，身体向同侧转，左右两臂交替，反复进行4~6次。

（8）体侧：双脚分开，比肩稍宽，左手叉腰，右手由体侧向上摆动，身体向左侧屈2次，左右交替，反复进行4~6次。

（9）叩腰：双脚并拢，身体稍前倾，双手轻轻叩打腰部肌肉。

（10）体前后屈伸：双脚开立，体前屈，手心触地面，还原到开始时的姿势，再将双手置于腰处，身体向后屈，头向后仰。

（11）体绕环：双脚开立，从身体前屈的姿势开始，大幅度向左、后、右做绕环动作，接着向相反方向绕环，重复练习

2次。

（12）臂挥摆、腿屈伸运动：双臂向前、向上摆，同时起踵（脚后跟），再向下、向后摆，同时屈膝，重复练习4次。

（13）膝屈伸：双手置于膝部，屈膝下蹲，然后再还原到开始时的姿势，重复练习4次。

（14）转肩：双肘微屈，双肩同时由前向后、由后向前各绕4次，重复练习2遍。

（15）上、下耸肩：双臂自然下垂，用力向上耸肩，再放松下垂，如此重复练习数遍。

（16）转头部：双脚开立，叉腰，头部从左向右，再从右向左各绕数次。

（17）叩肩、叩颈：右（左）手半握拳，叩左（右）肩8次，重复2遍。然后手张开，用手掌外侧以同样的方法叩颈部。

（18）上体屈伸：双膝跪地，上体向后屈，同时吸气，然后身体向前屈，将后背缩成圆形，同时呼气，臀坐在脚上。

（19）脚屈伸：坐在地上，双腿伸直，双臂于体后支撑，两腿交替进行屈伸活动。

（20）俯卧放松：取俯卧位，身体放松，如此休息几分钟。

（21）腹式呼吸：取仰卧位，使横膈膜与腹肌同时运动，进行深吸气，然后用手按压腹部进行呼气。

28 为什么说跳绳运动是预防调养便秘的好方法？

咨询： 我今年 64 岁，患便秘已经很长一段时间了，每次排便都很痛苦。听邻居张大姐说坚持跳绳运动不仅能预防便秘，还能纠正便秘，是预防调养便秘的好方法，我想试一试。我要问的是<u>为什么说跳绳运动是预防调养便秘的好方法？</u>

解答： 这里首先告诉您，跳绳运动确实是预防调养便秘的好方法，"跳绳运动好处多，健脑调神畅气血，振荡胃肠练肌肉，预防便秘赛按摩"。跳绳是一项简单易行，不需特殊场所和设备，可自己掌握运动量，男女老幼均适宜的一种运动健身方法。坚持跳绳运动对多种慢性病的康复有促进作用，也是预防调养便秘的好方法。跳绳运动之所以能预防调养便秘，是由于跳绳的运动特点决定的。

（1）跳绳运动对神经系统功能具有良好的调节作用，被认为是当今世界上最佳的健脑活动之一，受到国内外不少医学家的推崇。手握绳头不断旋转，脚掌、脚趾不断弹跳，会刺激拇趾、脚底穴位，对大脑产生良性刺激，增加脑细胞的活力，调节大脑皮质及内脏自主神经系统功能，从而增强内脏反射功能，特别是胃肠道功能，有利于使胃肠道保持正常的蠕动，以使大肠通畅，预防便秘。

（2）跳绳是一种全身运动，腹部肌肉配合提腿跳动，腹内脏器随之进行"振荡运动"，促使腹肌、胃肠道平滑肌、盆腔肌肉、肛提肌和括约肌等普遍得到运动和锻炼。同时跳绳时呼吸加快加深，使胸、背、膈肌都参加了活动。因此跳绳对腹肌、膈肌、盆腔肌群等都是一种全面锻炼，可促进胃肠蠕动，保证这些参与排便动作的肌群永葆张力，防止排便动力不足，对保持正常排便和预防便秘大有好处。

（3）脚特别是足底，是人体经络汇集之处，跳绳运动时，脚不断弹跳，对足底不断地产生"刺激"和"按摩"，可起到疏通经络气血、调整脏腑功能、保证胃肠正常蠕动的作用，有利于保持正常大便。

跳绳运动不仅可预防便秘，对于已患便秘者也有一定的治疗作用，是便秘者乐于接受的纠正便秘、促进便秘顺利康复的一种较好的运动锻炼方法。练习跳绳时最初可以慢一些，跳一会休息一会，经过一段时间的锻炼，可达到每分钟跳120次左右，坚持跳5分钟左右，然后做放松活动或散步。和其他运动锻炼方法一样，跳绳运动贵在坚持，只要持之以恒，定能取得成效，三天打鱼两天晒网是难以取得理想效果的。

29 青壮年如何用床上操纠正便秘?

咨询: 我今年40岁,患有习惯性便秘,便秘严重时需要借助通便药保持大便顺畅。从网络上看到床上操具有很好的通便效果,坚持练习能纠正青壮年便秘,我想试着练习一段时间,但不清楚具体练习方法。我想了解一下<u>青壮年如何用床上操纠正便秘?</u>

解答: 床上操能锻炼腹部和会阴部肌肉,增强消化系统功能,促进排便,是适宜于青壮年便秘患者练习的保健体操。

床上操通常每天练习1~2遍,可以在床上做,也可以在地毯或垫子上做。需要注意的是,体质虚弱者以及患有高血压、脑血栓、腰椎间盘突出、腰肌劳损的便秘患者不适宜选用此操。下面是具体练习方法。

第一节:仰卧,两腿伸直,两手置于体侧。双腿向上抬起弯曲,做蹬自行车运动。连续做20~30次。

第二节:仰卧,两腿伸直,两手放在腹部。直起上身成90度,再恢复初始时的姿势。重复做10~20次。

第三节:仰卧,两腿伸直,两手放在体侧。左腿伸直向上抬起成90度,恢复原状;再右腿向上抬起成90度,恢复原状。左右腿各做10次。

第四节:仰卧,两腿伸直,两手放在体侧。腹部尽量向上挺起成拱桥形,再恢复初始时的姿势。如此反复做10次。

第五节：仰卧，两腿伸直，两手放在体侧。两腿伸直尽量抬起，膝盖接近头部，臀部也跟着抬起，再恢复初始时的姿势。如此反复做 10 次。

第六节：俯卧，双臂弯曲放在头侧，两腿伸直。上身和两腿尽量向上抬起，再恢复初始时的姿势。如此反复做 10 次。

第七节：俯卧，双臂伸直放在头侧，两腿伸直。左腿伸直尽量向上抬起，恢复初始时的姿势；再右腿伸直尽量向上抬起，恢复初始时的姿势。如此左右腿各做 10 次。

第八节：仰卧，两手放在体侧，两腿伸直。两腿直立抬起成 90 度，然后两腿再向左右分开，分得越开越好，恢复初始时的姿势。如此反复做 10 次。

第九节：身体左侧卧，两腿伸直。右腿向上抬起，抬得越高越好，恢复初始时的姿势。如此反复做 15 次。

第十节：身体右侧卧，两腿伸直。左腿向上抬起，抬得越高越好，恢复初始时的姿势。如此反复做 15 次。

第十一节：仰卧，两腿伸直，两手放在体侧。脚尖绷直，两腿上下摆动，大腿带动小腿，如仰泳两腿打水的动作。如此反复做 15~20 次。

第十二节：俯卧，两腿伸直，两手伸直置于头侧。脚尖绷直，两腿上下摆动，大腿带动小腿，如自由泳的两腿打水的动作。如此反复做 15~20 次。

第十三节：俯卧，两腿伸直，两手置于胸前。右腿向上抬起到最大程度，右腿向右尽量分开，再恢复初始时的姿势；之后左腿向上尽量抬起，左腿向左尽量分开，再恢复初始时的姿势。如此反复，左右腿各做 10 次。

30 年老体弱者如何用徒手调中操纠正便秘？

咨询： 我今年74岁，患便秘已经很长一段时间了，不仅1周左右才排便1次，还总是像羊粪一样坚硬难解。从报纸上看到坚持练习徒手调中操能纠正像我这样年老体弱者的便秘，我准备练习一段时间。麻烦您讲一讲**年老体弱者如何用徒手调中操纠正便秘？**

解答： 徒手调中操动作和缓，有调整胃肠功能、促进排便之功效，是适合于年老体弱之便秘患者练习的保健体操。徒手调中操通常每天早晚各做1次，坚持练习可纠正便秘，使大便保持顺畅。应当注意的是，练习时要循序渐进，逐渐加大动作幅度和力量，切不可操之过急。

第一节：直立，两脚分开与肩同宽，两手置于体侧。两膝微弯，身体前倾，两臂向前伸直，再恢复初始时的姿势。反复做10~15次。

第二节：直立，两脚分开与肩同宽，两手按在腹部。向左顶髋，同时两手向左按揉腹部；再向右顶髋，同时两手向右按揉腹部。反复做20次。

第三节：直立，两脚分开与肩同宽，两手按在腹部。向后顶髋，上身向前微倾；再向前挺髋，上身向后微倾。反复做20次。

第四节：直立，两脚分开与肩同宽，两手按在腹部。髋部顺时针旋转 1 周，同时两手顺时针按揉腹部旋转 1 周，反复做 15~20 次，恢复初始时的姿势；髋部再逆时针旋转 1 周，同时两手逆时针按揉腹部旋转 1 周，反复做 15~20 次，恢复初始时的姿势。

第五节：直立，两手置于体侧。左腿轻轻抬起，右手拍打腹部，恢复初始时的姿势；再右腿轻轻抬起，左手拍打腹部，恢复初始时的姿势。如此左右交替，共做 10 次。

第六节：直立，两脚微分，两手叉腰。左脚尖抬起，向左划圈 1 周，恢复初始时的姿势；再右脚尖抬起，向右划圈 1 周，恢复初始时的姿势。如此左右交替，反复做 20 次。

第七节：左手扶墙，身体侧立，右腿屈膝抬起，向右划圈 1 周，牵动髋部，反复做 15~20 次；再右手扶墙，身体侧立，左腿屈膝抬起，向左划圈 1 周，牵动髋部，反复做 15~20 次。

第八节：双手扶墙直立，面向墙壁。双腿轻轻下蹲，双膝向外分开，拉开髋部，再恢复初始时的姿势。如此反复做 20 次。

第九节：直立，两脚分开与肩同宽，两手叉腰。身体左转 90 度，牵动腰腹部，恢复初始时的姿势；再身体右转 90 度，牵动腰腹部，恢复初始时的姿势。如此左右交替，共做 10 次。

第十节：直立，两脚分开与肩同宽，两手置于体侧。两脚跟轮流抬起，两手前后摆动，扭动髋部，做竞走状动作。反复做 3~5 分钟。

第十一节：直立，两脚分开与肩同宽，两手叉腰。上身向左侧屈，同时向右顶髋，恢复初始时的姿势；再上身向右侧屈，同时向左顶髋，恢复初始时的姿势。如此左右交替，共做

15~20 次。

第十二节：左手扶墙，身体侧立，右腿抬起前后摆动（根据自己的身体状况决定摆动的幅度，体弱者不宜过大），共摆动 20~30 次；再右手扶墙，身体侧立，左腿抬起前后摆动，共摆动 20~30 次。

第十三节：左手扶墙，身体侧立，右腿屈膝向上抬起至最高程度，并向右侧踢右腿；之后换右手扶墙，身体侧立，左腿屈膝向上抬起至最高程度，并向左侧踢左腿。做 15~20 次。

31 如何用垫上操纠正便秘？

咨询：我今年40岁，以前每天排便1次，不干不稀，成条状，近段时间不仅3~5天才排便1次，还总是坚硬难解。我知道这是患便秘了，但不想吃药，听说有一种垫上操，坚持练习能纠正便秘，我想知道**如何用垫上操纠正便秘？**

解答：垫上操能锻炼腹部和会阴部肌肉，增强胃肠蠕动，改善消化系统功能，促进排便，是适宜于年老体弱和行动不便之便秘患者练习的保健体操。垫上操共分十三节，通常每天早、晚各做1次，坚持练习效果良好。应当注意的是，做操时动作要柔和、舒缓，不可动作过快、用力过猛。患有高血压、中风病及腰部疾病的便秘患者不适宜选用此操。

第一节：坐在垫子或地毯上，上身伸直，最好背靠着墙，双手置于体侧。双手叠放腹部自右下腹开始，以脐部为中心，顺时针划圈按揉，手劲逐渐加重，如此反复做 20 遍。再以同样的姿势逆时针按揉 20 遍。

第二节：坐在垫子或地毯上，上身伸直，两腿左右分开。双手前伸，上身向下弯曲，贴近垫子或地毯，压动髋部，再恢复初始时的姿势。反复做 20 次。

第三节：坐在垫子或地毯上，两腿并拢，上身伸直，双手置于体侧。身体左转，双手触摸身体左侧的垫子或地毯，再恢复初始时的姿势；之后身体右转，双手触摸身体右侧的垫子或地毯，再恢复初始时的姿势。如此反复，左右侧各做 10 次。

第四节：坐在垫子或地毯上，两腿分开，上身伸直，双手撑在体后。双手用力，臀部向上挺起，撑动髋部，再恢复初始时的姿势。如此反复做 20 次。

第五节：坐在垫子或地毯上，两腿分开，上身伸直，双手撑在体后。右腿尽量向右上方抬起，恢复初始时的姿势；再左腿尽量向左上方抬起，恢复初始时的姿势。如此反复，左右侧各做 10 次。

第六节：坐在垫子或地毯上，两腿并拢，上身伸直，双手交握于胸前。上身顺时针旋转 10 圈，再逆时针旋转 10 圈。

第七节：俯卧在垫子或地毯上，双手撑在体前。双手支撑，伸屈腹部和臀部，上身向前做蛇形蠕动。连续做 15~20 次。

第八节：仰卧在垫子或地毯上，双手置于体侧。左腿屈膝抬起，双手抱膝，再恢复初始时的姿势；之后右腿屈膝抬起，双手抱膝，再恢复初始时的姿势。如此反复，左右腿各做 10 次。

第九节：仰卧在垫子或地毯上，两腿伸直，双手置于体侧。

双膝向上抬起，双手抱膝，再恢复初始时的姿势。如此反做20次。

第十节：仰卧在垫子或地毯上，两腿伸直，双手置于体侧。双腿伸直抬起90度，然后左腿向前，右腿向后分开双腿，分开的幅度越大越好；再右腿向前，左腿向后分开双腿。双腿反复做前后分开剪腿动作20次。

第十一节：俯卧在垫子或地毯上，双肘支撑，两腿尽量左右分开，小腿抬起90度。小腿向外尽量摆动，撑动髋部；再小腿向内摆动，双脚掌触碰。如此反复做20次。

第十二节：左侧卧在垫子或地毯上，双腿伸直。右小腿弯曲，向前顶右膝；再向后蹬腿。反复做20次。

第十三节：右侧卧在垫子或地毯上，双腿伸直。左小腿弯曲，向前顶左膝；再向后蹬腿。反复做20次。

32 便秘患者怎样练习强肌畅中操？

咨询： 我们单位的周师傅去年患便秘，没有吃药，是坚持练习强肌畅中操调理好的。我近段时间不仅3~5天才排便1次，还总是像羊粪一样坚硬难解，我知道这是患便秘了，也想练习强肌畅中操试一试，但不清楚练习方法。请您告诉我便秘患者怎样练习强肌畅中操？

解答： 强肌畅中操能锻炼腹部肌肉，对消化器官起到按摩作用，具有增强胃肠蠕动、改善消化系统功能、促进排便之功效，是适宜于体质较强且柔韧性较好的便秘患者练习的保健体操。强肌畅中操通常每天早、晚各做1次，坚持练习能纠正便秘，保持大便顺畅。应当注意的是，在做比较难的动作时要根据自身的情况而定，不可太勉强，以避免拉伤肌肉。患有高血压、心脏病及骨骼疾病的便秘患者不适宜选用此操。

第一节：直立，两脚分开与肩同宽，两手置于体侧。下蹲，上身挺直，双手交握举过头顶，胳膊伸直，眼睛望天。自然呼吸30秒，再恢复初始时的姿势，全身放松。反复做3遍。

第二节：直立，两脚分开与肩同宽，两手置于体侧。下蹲，双手抱住内膝侧，膝盖向外分，目视前方。自然呼吸30秒，再恢复初始时的姿势，全身放松。反复做3遍。

第三节：直立，两脚分开与肩同宽，两手置于体侧。下蹲，双手胸前合掌，两肘尽量将两膝向外推，目视前方。自然呼吸30秒，再恢复初始时的姿势，全身放松。反复做3遍。

第四节：直立，两脚分开与肩同宽，两手置于体侧。下蹲，双手在身后交握，头与上身转向右侧，左膝尽量贴近身体，自然呼吸15秒，再恢复初始时的姿势，全身放松。保持下蹲，双手在身后交握，头与上身转向左侧，左膝尽量贴近身体，自然呼吸15秒，再恢复初始时的姿势，全身放松。反复做3遍。

第五节：直立，两脚分开与肩同宽，两手置于体侧。下蹲，上身与头挺直，双臂体侧伸直，手掌张开向下用力，两脚跟微微抬起。坚持20秒，再恢复初始时的姿势，全身放松。反复做3遍。

第六节：直立，两脚分开与肩同宽，两手置于体侧。两臂向两侧平举，掌心向外推出，挺胸，小腹收紧，鼻吸气，口呼气。坚持30秒，再恢复初始时的姿势，全身放松。反复做

3 遍。

第七节：直立，两脚分开与肩同宽，两手置于体侧。两手交握置于头上，胳膊伸直，手掌向上，双脚尖用力，脚跟微微抬起，挺胸，小腹收紧。坚持 30 秒，再恢复初始时的姿势，全身放松。反复做 3 遍。

第八节：直立，两脚分开与肩同宽，两手置于体侧。吸气后五指张开，双掌用力向前推，挺胸收腹，同时呼气，吸气时收回手臂置于胸前。反复做 15~20 遍。

第九节：直立，两脚分开与肩同宽，两手置于体侧。右脚前迈，左腿伸直成弓步，右手握拳屈肘向前上，左手握拳屈肘向后下，挺胸收腹，下压髋部，坚持 30 秒，再恢复初始时的姿势，全身放松。然后左脚前迈，右腿伸直成弓步，左手握拳屈肘向前上，右手握拳屈肘向后下，挺胸收腹，下压髋部，坚持 30 秒，再恢复初始时的姿势，全身放松。连做 2 遍。

第十节：直立，两脚分开与肩同宽，两手置于体侧。两肘相抱举于头顶，上身前屈 90 度，呼气，收腹。坚持 30 秒，再恢复初始时的姿势，全身放松。反复做 3 遍。

第十一节：直立，两脚分开与肩同宽，两手置于体侧。上身向下弯曲，双手下垂，双腿伸直，稍停后上身继续下弯，两手抱住小腿，头贴近膝盖，收紧腹部。坚持 30 秒，再恢复初始时的姿势，全身放松。反复做 3 遍。

第十二节：直立，两脚分开与肩同宽，两手置于体侧。两手举过头顶，伸直两臂，上身向前弯曲 90 度，呼气；尔后慢慢向左转，再慢慢向右转。如此反复做 4 遍，再恢复初始时的姿势，全身放松。

第十三节：直立，两脚分开与肩同宽，两手置于体侧。左脚前迈，屈膝成弓步，两手在体后交握，胳膊伸直，上身尽量向左侧弯曲，头贴近左脚尖，坚持30秒，再恢复初始时的姿势，全身放松。然后右脚前迈，屈膝成弓步，两手在体后交握，胳膊伸直，上身尽量向右侧弯曲，头贴近右脚尖，坚持30秒，再恢复初始时的姿势，全身放松。反复做4遍。

33 便秘患者练习太极拳应注意什么？

咨询：我今年48岁，患便秘已经很长一段时间了，我知道太极拳是一种动静结合、刚柔相济的防病治病方法，也明白坚持练习太极拳能预防调养便秘，想跟着电视学习太极拳，但是不清楚有哪些注意点。我要问的是便秘患者练习太极拳应注意什么？

解答：太极拳是我国传统的体育运动项目，它"以意领气，以气运身"，用意念指挥身体的活动，是健身运动中运用最广泛的一种方法，也是常用的养生锻炼手段。

太极拳强调放松全身肌肉，心静、用意、身正、收敛、匀速，将意、气、形结合成一体，使人体的精神、气血、脏腑、筋骨均得到濡养和锻炼，能疏通经络、调节气血运行，具有祛病强身的功能，对失眠、便秘、神经衰弱、高脂血症、肥胖症、高血压、冠心病、慢性气管炎、颈肩腰腿痛等多种疾病有一定的辅助治疗作用，是一种动静结合、刚柔相济的防病治病方法，也是便秘患者自我运动锻炼的常用方法之一，便秘患者宜在医生的指导下明白注意事项后进行练习。

太极拳广为流传，而且流派众多，各有特点，架势也有新、老之分。目前最为流行的是陈、杨、吴、武、孙五大流派。陈式以气势腾挪、刚柔相济、发劲有力见长；杨式以舒展大方、匀缓柔和、连绵不绝为特点；吴式的特点是柔软匀和、中架紧凑；武式以内走五脏、气行于里为主；孙式则注重开合有数、精神贯注。1956 年，原国家体委以杨式太极拳为基础，编成"简化太极拳"（俗称"太极二十四式"），向公众推广。

跟着电视学习太极拳是可以的，其中具体的练习方法和步骤介绍得很清楚，现仅就练习太极拳应注意的 10 项原则说明如下。

（1）站立中正：姿势自然，重心放低，以利于肌肉放松，动作稳重而灵活，呼吸自然，可使血液循环通畅。

（2）神舒心定：要始终保持精神安宁，心情平静，排除杂念，使头脑静下来，全神贯注，肌肉要放松。

（3）用意忌力：用意念引导动作，"意到身随"，动作不僵不拘。

（4）气沉丹田：脊背要伸展，胸略内涵而不挺直，做到含胸拔背，吸气时横膈要下降，使气沉于丹田。

（5）运行和缓：动作和缓，但不消极随便，这样能使呼吸深长，心跳缓慢而有力。

（6）举动轻灵：迈步如猫行，运动如抽丝，轻灵的动作要在心神安定、用意不用力时才能做到。

（7）内外相合：外动于形，内动于气，神为主帅，身为躯使，内外相合，则能达到意到、形到、气到的效果，意识活动与躯体动作要紧密结合，在"神舒心定"的基础上，尽量使意识、躯体动作与呼吸相融合。

（8）上下相随：太极拳要求根在于脚，发于腿，主宰于腰，形于手指。只有手、足、腰协调一致，浑然一体，方可上下相随，流畅自然。要全神贯注，动作协调，以腰为轴心，做到身法不乱，进退适宜，正所谓"一动无有不动，一静无有不静"。

（9）连绵不断：动作要连贯，没有停顿割裂，要自始至终，一气呵成，使机体的各种生理变化得以步步深入。

（10）呼吸自然：太极拳要求意、气、形的统一、协调，呼吸是十分重要的，呼吸深长则动作轻柔。一般来说，初学时要保持自然呼吸，以后逐步有意识而又不勉强地使呼吸与动作协调配合，达到深、长、匀、静的要求。

34 为什么用热水洗脚能调理便秘？

咨询： 我近段时间不仅 3~5 天才排便 1 次，还总是坚硬难解，我知道这是患便秘了。听说在注意调整饮食的同时，每天晚上用热水洗脚就能纠正便秘，便秘患者注意调整饮食这我理解，用热水洗脚调理便秘我就不明白了。请您讲一讲为什么用热水洗脚能调理便秘？

解答： 用热水洗脚又称足浴，是一种简单易行的防病养生方法。我国自古以来就十分盛行"足浴"保健，如根据一年四季之春气主升、长夏主湿、秋气主燥、冬气主寒的规律，认为人必须顺应四时，才能身体健康，总结有"春天洗脚，升阳固脱；夏天洗脚，能除湿邪；秋天洗脚，肺腑润育；冬天洗脚，丹田暖和"的保健经验，说明若能坚持每天用热水洗脚，可达到防病祛疾、保健强身的目的。

中医认为人体有 6 条经脉（足阳明胃经、足太阴脾经、足少阳胆经、足太阳膀胱经、足少阴肾经、足厥阴肝经）汇集于脚，人体的五脏六腑在脚上都有相应的穴位。用热水洗脚，加上用双手揉搓按摩，可刺激足部经穴，通过经络的调节疏通气血，促进脏腑气血运行，并能温煦脏腑，调节脏腑功能，尤其对胃肠可增强其功能，促进其蠕动，有利于消除腹部胀满不适等症状，保持大便顺畅，调治便秘。

现代研究表明，热水（包括洗脚时配合手的揉搓）可对脚上丰富的神经末梢产生温和的刺激，反射到大脑皮质，具有调节神经系统功能及全身组织器官功能活动的作用，并能促进血液循环和新陈代谢，特别是能增强胃肠功能，促进并调节胃肠运动，所以热水洗脚对防治便秘具有良好的作用。

根据生物全息胚学说，人体的耳、鼻、手、足等都是全息胚，正如耳穴分布好像一个倒置的胎儿一样，人体各脏腑器官在足部均有其对应区（反射区）。当用热水洗脚时，足部受到温热刺激，即把信息传递到周身而促进气血流通，协调脏腑功能，从而起到治疗保健的作用，有助于保持大便顺畅。如果在足浴的同时再配以足部按摩，则效果更好。

人体双脚是根基，热水洗脚能祛疾，坚持脚浴防便秘，强身健体长寿益。

35 心理疗法为何能纠正便秘?

咨询: 我患便秘已有很长一段时间了, 每次排便都像"过关"一样, 很是痛苦, 现在我非常害怕排便, 两三天不排便就担心。到医院咨询, 医生说心理疗法也能纠正便秘, 让我在服用通便药的同时配合心理疗法。请问<u>心理疗法为何能纠正便秘?</u>

解答: 这里首先向您明确一点, 心理疗法确实能纠正便秘。心情是人类在进化过程中产生的, 是人体对外界刺激的突然影响或长期影响产生的适应性反应, 它与疾病的形成有着密切的关系。不少百岁老人的经验表明, 乐观开朗是他们长寿的原因之一, 若能经常保持乐观的态度, 将对身体健康十分有利。相反, 烦恼、忧愁、悲伤、焦虑、恐惧、愤怒、暴躁……都可能成为疾病的诱因, 容易使人罹患疾病或者使病情反复、加重, 不利于疾病的治疗和康复。

心理因素是心身疾病的主要致病因素, 凡是主、客观不适应或个人的愿望、要求等受到阻抑而引起的心理矛盾和冲突, 都可能成为致病因素。但这些心理因素能否致病, 一方面取决于这些刺激的强度、频度和时限, 另一方面取决于对该刺激的敏感性和耐受性。另外, 身体疾病本身可以作为一种心理刺激因素, 加重或诱发心身疾病, 形成恶性循环, 此即中医学"因郁致病""因病致郁"的观点。现代心身医学研究证明, 社会心理因素的刺激超出机体耐受阈值，则引起免疫系统与激素分泌功能异常，神经系统调节功能失衡，作用于靶器官产生病理变化，并与心理因素交互作用，形成心身疾病。疾病一经形成又成为新的刺激源，加之人格缺陷使机体敏感性增加，从而加重心身疾病的病理过程，采用一定的心理疗法，可随着心理状态的改变而相应地改变生理状态，促进疾病的好转，直至康复，这就是心理疗法治疗心身疾病的依据所在。

大家都知道，排便是肠道不断蠕动产生的，肠道平滑肌的运动受多种激素的调节，这些激素能引起胃肠平滑肌、下食管括约肌、幽门括约肌、回盲瓣和肛门内括约肌的舒张或收缩，使肠道有节律地蠕动。人的心理活动往往与内分泌系统的功能活动紧密相连，甚至是一体的。心理活动正常，内分泌相应也在正常范围，机体多处于健康状态。心理活动有了问题，内分泌就会出现异常，内分泌异常了，精神心理也不会正常，它们之间的改变往往是互相的、同步的，所以心理压力过大的人都会使内分泌改变，使肠道蠕动功能出现异常，导致排便异常，这时候如果能及时调整心理状态，使肠道蠕动恢复正常，则可使排便顺畅正常。对于便秘患者来说，思想上保持安静、淡泊，志闲而少欲，控制情绪波动，避免妄想和激动，有助于恢复肠道正常的蠕动功能，改善便秘，消除腹胀、嗳气、纳差、脘痞等自觉症状。

患病是不幸的事，但着急是治不好病的，相反，情绪上的波动能通过神经和内分泌系统等的作用，影响胃肠道的蠕动功能，不利于便秘的治疗。乐观情绪是机体内环境稳定的基础，保持内环境稳定是便秘患者自身精神治疗的要旨，便秘患者应抱着"既来之，则安之"的稳定情绪，从思想上正确对待，情绪上保持乐观，精神上力排消极因素，学会自我调整，主动适应环境的变化，设法摆脱各种不良因素，始终保持心情舒畅，做到心胸开阔，情绪饱满，增强战胜疾病的信心，自觉主动地配合治疗，促进便秘顺利康复。

36 便秘患者的心理症结有哪些？

咨询： 我患便秘已有很长一段时间了，现在每到排便的时候，我都有急于排出的心理，可是越着急越是排不出来。到中医院咨询，医生说我这种情况属于便秘患者的心理症结，听说便秘患者的心理症结有多种，我想了解一下便秘患者的心理症结有哪些？

解答： 习惯性便秘、老年性便秘等功能性便秘占便秘患者的绝大多数，心理因素是引起功能性便秘的主要因素，消除意识中的"心理创伤"，解除心理创伤对排便的干扰，是治疗调养便秘的重要一环。每当要排便的时候，无意识中的各种心理症结就会自动出来干扰正常的排便，而便秘又可使情绪紧张、焦虑等加重。

便秘患者的心理症结确实有多种，为了帮助便秘患者找出心理症结，以利恰当地进行疏导，解决便秘患者的心理问题，下面介绍一下便秘患者主要的心理症结。

（1）紧张：这是比较常见的心理状态，不仅是引发便秘的因素，也是便秘者最常出现的心理问题。持续时间很短的紧张往往是人体面对危急情况的一个正常反应，但若连续几天都是这种心理状态，不能放松下来，感觉全身总是在绷着，精神也不自觉地呈警惕状态，就会带来各种身体上的问题，发生便秘也就很正常了。同样便秘的时间长了，也会反射性地使人精神紧张，怕解大便困难，怕解大便时肛门部疼痛，紧张情绪又影响胃肠蠕动，干扰正常的排便，形成恶性循环。

（2）焦虑：焦虑比单纯的紧张危害程度大，以不切实际地或过度地担忧各种生活问题为特征，常持续较长时间，在此期间受困扰的日子多于不焦虑的日子，表现为精神紧张，自主神经功能亢奋，过度警觉。如有的便秘患者认为粪便是有毒的，如果不每天排便将有危机降临，整天焦虑不安，忧心忡忡；有的便秘患者羞于提及便秘，无视"便意"，随之而来的便秘、肛裂或痔疮又使排便更加困难，整天提心吊胆，焦虑忧愁；还有的便秘患者过分担心忧虑，总认为不服药、不灌肠就不能正常排便，长期依赖缓泻剂和灌肠帮助排便。焦虑忧愁又影响机体各种调节功能，不利于恢复正常的排便，影响便秘的治疗和康复。

（3）抑郁：是便秘患者中最常遇到的精神疾病之一，抑郁的程度不等，可由轻型（心情恶劣）到精神病型，其躯体不适通常包括便秘和生理节奏混乱等，对生活、工作失去兴趣，缺乏快乐。抑郁的心情可使神经系统功能紊乱，胃肠失去正常的蠕动功能，大便排出不畅，这样也不利于纠正便秘。

紧张、焦虑、抑郁是便秘患者主要的心理症结，同时紧张、焦虑、抑郁是密不可分、相互关联的。采取切实可行的措施，通过心理疗法进行疏导，改变便秘患者的精神面貌，解除神经、精神疲劳，消除焦虑、易怒、紧张等情绪，使之保持良好的情绪，激发人体内在的潜力，改善消化系统的功能，促进胃肠蠕动，加快食物的消化过程，增强腹部和肛门周围肌肉力量，能改善便秘，使排便顺利通畅。

37 用于纠正便秘的心理疗法有哪些？

咨询：我患有习惯性便秘，每次排便都很痛苦，现在每到该排便的时候就着急、焦虑、心烦，越是这样大便越难排出，可以说形成了恶性循环。听朋友说心理疗法能纠正便秘，我想在服用通便药的同时试一试，麻烦您介绍一下用于纠正便秘的心理疗法有哪些？

解答：心理因素在便秘尤其是习惯性便秘、老年性便秘的发生中占重要地位，心理疗法不仅可纠正便秘，还可缓解腹胀、嗳气、纳差等伴随症状。心理治疗的理论和方法很多，适宜于便秘者的心理疗法主要有认知疗法、疏导疗法、暗示疗法、放松疗法等。

（1）认知疗法：是以纠正和改变患者适应不良性认知为重点的一类心理治疗的总称，它通过分析患者现实思维活动，找出错误的认知，采用一定的方法改变人的认识过程和由这一过程所产生的观念来纠正本人的适应不良的情绪或行为。心源性疾病往往来自于患者对事物不正确的观念和认识，认知疗法以改变不良认知为主要目标，继而也产生患者情感及行为的变化，以促进心理障碍的好转。

（2）疏导疗法：语言是最常见、最方便的心理治疗工具，疏导疗法就是通过一定的语言沟通或采用其他形式，开导患者，帮助患者进行心理病机分析，让患者了解到防治疾病、保持身心健康的知识，指导患者选择适合的治疗方法，将心中解不开的结打开，不良情绪疏导出去，使之心情舒畅。

（3）暗示疗法：一个愿望、一种观念、一种情感、一个判断或一个态度在一个人的心中出现和起作用时，如果没有遇到任何相反的观念、相反的动机和相反的评价，就叫暗示。暗示是人心理活动的基本特征之一，但有个体差异。采取某种措施，诱导患者在不知不觉中接受医生的提示，按照医生的要求出现某些生理性反应，以治疗疾病的方法即为暗示疗法。暗示疗法有外界暗示和自我暗示两种形式，就便秘患者来说，以采取自我暗示进行治疗较为适宜。

（4）放松疗法：放松疗法又称松弛疗法、放松训练，是一种通过训练有意识地控制自身的心理生理活动、降低唤醒水平、改变机体紊乱功能的心理治疗方法。实践表明，心理生理的放松有治疗疾病的功效，有利于身心健康。像我国的导引、印度的瑜伽、德国的自生训练等，都是以放松为目的的自我控制训练。放松疗法是对抗焦虑情绪的一种常用方法，能使便秘患者保持良好的情绪，有利于便秘的治疗和康复，便秘患者不妨一试。

除上述方法外，精神分析法、行为疗法、生物反馈疗法、森田疗法等心理疗法也有助于纠正便秘，因其内容较繁杂，这里不再介绍，如果您想进一步了解，可参考有关书籍。

38　便秘患者如何做好心理保健？

咨询：我患有习惯性便秘，试了好多方法效果都不太好。听说便秘虽然算不上什么了不起的大病，若不及时治疗也会引发肠梗阻、大肠癌等，我还真有点担心，从网络上看到便秘患者做好心理保健也很重要，有助于纠正便秘。我想咨询一下**便秘患者如何做好心理保健？**

解答：心理因素是引起习惯性便秘、老年性便秘等功能性便秘的主要因素，解除心理创伤对排便的干扰，做好便秘者的心理保健，是纠正便秘、保持大便顺畅的重要一环。便秘者应投入自己的兴趣当中，努力发掘自己的兴趣，消除精神压力。工作或家庭发生问题时更应积极力图及早解决。虽然人们无法改变自己的生物学（如遗传、性格等）特性，但可努力地去适应社会，适应外界对自身的影响。

作为"社会人"，我们无时无刻不在与外界发生着情感联系，不管是在单位、学校、家庭之中，还是在同事、同学、亲友之间，这些联系每天都循环着，不管你在意不在意。当你胸怀大志而未受到重用，当你犯了错误而遭到斥责，当你的婚姻濒临破裂，当你的恋爱屡经坎坷，当你的家人去世，当你的学业不佳时……该怎样做呢？

首先，要寻找宣泄不良情绪的方式。哭不只是属于女性的"特权"，男儿有泪也应"弹"。哭未必是性格脆弱的表现，有时是一种自我保护，可缓解悲伤的情绪。有条件者不妨做一次短途旅行，或做你最喜好的运动，如打球、放风筝、下象棋等，让压抑的情绪"顺风而飞"。

其次，要做好自我疏导与自我奖励。有时学点儿阿Q精神，像吃不到葡萄说葡萄酸一样，从主观上改变刺激的意义，也可以缓解不良情绪的继续发展。或看上一部"大片"电影，或给自己送上一枝花，或到美食街上"海吃"一顿，这些方法均能消除忧愁，会收到意想不到的效果。

再者，可找亲朋好友倾诉或找心理医生咨询，让不良的情绪尽情地表达出来，在开导、解释、劝告、鼓励、支持下得到慰藉，可消除苦恼，茅塞顿开。

信息时代和现代化大生产使人们的生活节奏大大加快，心理日趋紧张，职业性的紧张因素在不断地增加。情绪过度紧张或持续紧张，会使人产生焦虑和抑郁，加上有些人所从事的又是自己不喜欢或自感难度很大的工作，这就更会引起心理和生理功能上的障碍，使身心受到损害，导致各种身心疾病。职业紧张的工作人员常发生便秘、失眠等功能性疾病，医生多不重视这些疾病，但患者却感到很痛苦。如何才能缓解职业性紧张呢？职工本人要调整自己的认识、情绪和行为，如认识到自己所从事工作的意义、前途，从而热爱这份工作，这样可从心理上放松自己。在工作中要处理好和同事之间的关系，干力所能及的事情，不能因"强出头"而招致烦恼。业余时间的生活方式要尽可能轻快些、安静些和舒适些。要注意劳逸结合，以避免工作或劳动负荷过重等。

39 怎样通过练瑜伽调心态来纠正便秘？

咨询：我今年31岁，近段时间不仅1周左右才排便1次，还总是坚硬难解，我知道这是患便秘了，但不想吃药，担心药物有不良反应。听说坚持练习瑜伽可以调整人的心态，有助于纠正便秘，正好我准备参加培训班学习瑜伽，我想知道怎样通过练瑜伽调心态来纠正便秘？

解答：坚持练习瑜伽可以调整人的心态，使心态平静，消除应激反应，锻炼身体各个部位肌肉，促进胃肠蠕动，对保持大便通畅、纠正便秘大有帮助。有研究表明，便秘患者每天坚持做5~10分钟的瑜伽练习，一段时间后，70%以上的便秘患者大便变得顺畅，练习瑜伽调治便秘的作用显著。具体练习方法如下。

（1）坐在床上两腿并拢，双手向前伸，抓住脚尖。收小腹，身体向前压下，缓缓呼气，恢复原状时缓缓吸气。在身体向腿部弯曲时，也采取腹式呼吸法，这种动作反复做多次。之后双手抓住脚尖，双肘接触床，采取胸式呼吸法，反复做多次。

（2）两脚分开站立，双手侧平举。弯腰用右手触摸左脚，双膝不得弯曲，双手的肘部也不得弯曲，手臂伸直，保持与地面垂直，双手指也伸直，稍停片刻，再双腿叉开伸直，呈等腰三角形。如此左右手交替触摸相反的左右脚，反复做多次。

（3）坐在床上，双腿交叉盘成莲花腿，双手放到膝盖上。

调整呼吸后，一边缓缓吸气，一边将上身向后倾斜，倾斜的过程中可用双肘在床上支持身体。在做这个动作时双膝不能离开床。用双肘和头部支撑身体，背部和腰部不接触床，胸部挺起，下腭放松不用力，身体充分用力向后仰。屏住呼吸，头部、背部用力，双肘缓缓离开床，只用头部的力量来支撑身体，双手合十置于胸前。这种姿势慢慢地呼吸4次，然后一边呼气一边用双肘支撑身体起来，恢复双腿交叉成莲花腿的姿势。

（4）面部向下趴在床上，双腿弯曲，双手抓住双脚，将脚后跟靠近臀部。双膝用力伸直，双脚抬起，脸部随之抬起后，胸部也随之挺起。头部向后仰呈弯弓状，重复做2次，头部向后仰，胸部扩展，腹肌放松伸展，双膝稍微用力伸展，全身呈弓状。

40 如何通过起居调摄纠正便秘？

咨询：我以前每天排便1次，不干不稀，成条状，近段时间不仅4~5天才排便1次，还总是坚硬难解。我知道这是患便秘了，听说绝大多数便秘不用吃药，通过日常起居调摄，消除不良的生活习惯就能纠正。我要问的是**如何通过起居调摄纠正便秘？**

解答：人们常说疾病是三分治疗、七分调养，便秘更是如此。便秘的发生与日常生活中饮食不当、起居失宜、缺乏锻炼等不良的生活习惯密切相关，便秘的治疗调养也应注意从日常生活调摄做起。

起居调摄又称起居养生，即通过科学合理的生活方式来达到促进健康、治疗疾病目的的一种自我调养方法。生活是丰富多彩的，影响生活质量、有碍于健康的行为也是多种多样的，生活无规律、饮食失调、不良的习惯等，不仅是导致便秘发生的重要因素，也直接影响着便秘的治疗和康复。因此，重视生活起居的调摄，消除日常生活中的不良习惯，不仅是预防便秘发生的重要一环，也是纠正便秘，改善便秘患者腹胀、嗳气、心烦急躁等自觉症状，促进便秘患者顺利康复的重要手段。

《内经》中说："起居有常，不妄劳作。"良好的生活习惯有助于保持消化系统功能的平衡、协调，有节奏地工作，有利于胃肠正常的蠕动，是保持大便顺畅的基本条件，生活起居合理与否关系到便秘患者是否能够顺利康复。便秘患者应科学地安排每一天的生活，消除日常生活中的不良习惯，养成起居定时，生活、工作、学习有规律的良好习惯，以纠正便秘。在日常生活中，若能保持规律化生活起居，坚持适当的运动锻炼，重视日常饮食的调养，养成定时排便的习惯，对纠正便秘，促使便秘患者顺利康复，将大有帮助。

（1）保持规律化生活起居：任何事物都有其自然规律，人体也有精密的生物钟，睡眠与苏醒，血糖、激素的分泌，食物的消化吸收过程，以及体温、血压、脉搏等的变化，都受生物钟的影响。人的生活规律与生物钟同步，才能协调。规律的生活制度有利于大脑皮质把生活当中建立起来的条件反射形成固定的动力定型，有利于神经系统能量代谢和神经递质的传递，使大脑和体内各器官保持良好的功能和工作状态。便秘患者为了使大便顺畅，一定要注意起居调摄，合理安排生活和工作，做到生活有规律。每天按时睡觉，按时起床，按时用餐，养成有节奏、有规律的生活习惯，使生活顺从人体生物钟的节拍，不要因为工作、社交活动、家庭琐事或娱乐破坏正常的作息时间。生活有序，大脑皮质就会形成相应的条件反射，以保证内脏器官有条不紊地工作，有助于便秘患者排便顺畅及其他自觉症状的改善。

早晨起床后最好到室外活动一会，多呼吸新鲜空气。工作与休息要交替进行，做到劳逸结合，应避免过于劳累，避免久坐、久立、久行和久卧，体力劳动后应注意充分休息，脑力劳动后应注意精神放松。要重视饮食调养，做到饮食有节制，饮食品种要多样化，不能偏食、挑食，"早饭吃好，午饭吃饱，晚饭吃少"，避免过饥或过饱。在日常生活中还应注意积极参加体育锻炼，避免过度精神紧张，尽量使自己的身心放松，创造和谐的气氛、愉悦的心情，保持心情舒畅。

（2）坚持适当的运动锻炼：运动锻炼也是起居调摄的一项基本内容，对消除腹胀脘痞、心烦急躁等自觉症状，保持大便顺畅，促使便秘患者顺利康复大有好处。便秘患者可根据自己的工作、身体条件，选择适宜于自己的锻炼项目进行锻炼，并长期坚持，三天打鱼两天晒网是不会取得应有的效果的。

习惯性便秘、老年性便秘在临床中较为常见，其中绝大多数便秘患者为脑力劳动者，他们没有运动锻炼的时间或经常运动的习惯，要鼓励与引导他们积极参加运动锻炼。适宜于便秘患者运动锻炼的方法较多，以健身性和放松性项目为好，简单易行的有跑步、跳绳、太极拳、广播操、仰卧起坐以及八段锦、五禽戏等。锻炼时要做到姿势正确，呼吸柔和，力戒急躁，要掌握好运动量，做到恰到好处。便秘患者可根据自己的体力情况安排锻炼的时间，通常每日锻炼1~2次，每次10~30分钟，可选择在早晨或下午4~5时进行，若能坚持在每次大便前进行运动锻炼，其效果更好。

（3）重视日常饮食的调养：便秘患者的饮食问题是患者及其家属普遍关心的问题，调配好便秘患者的一日三餐，不仅可保证营养，纠正便秘，对防止便秘再发也有重要意义。不良的饮食习惯，如食物过于精细、过食辛辣食物、缺少必要的食物纤维素、过分少食或偏食等，特别容易造成便秘，要预防便秘的发生、治疗便秘，必须讲究合理饮食，科学进餐。

各种食物中的营养素是不同的，因此便秘患者在选择食物时，要注意品种多样化，不能偏食，饮食结构要合理，要注意荤素搭配、精细结合，适当多吃一些蔬菜、水果以及红薯、玉米等含纤维素较多的食品，不要过多食用辛辣之品。通常饮食的要求是糖分不要过多，脂肪摄入适当，盐分应该限制。富含纤维素的食物，如粗粮、蔬菜（青豆、豌豆、蚕豆、玉米、芹菜、韭菜、菠菜、白菜、豆芽等）、水果(如香蕉、橄榄、苹果、山楂等)、干果（如杏仁、松子、核桃、芝麻等）等，对促进排便、纠正便秘都有良好的作用。萝卜、生葱、红薯等易产气的食物能促进胃肠蠕动，也有助于排便，都应适当多吃。而辣椒、石榴、梅子、羊肉等具有辛辣、温热、收敛之性的食物应少吃或不吃。

（4）养成定时排便的习惯：不管有无便意，都要定时去厕所，最好每日定时排便1次（如晨起后排便），以建立良好的排便习惯和规律，并长期坚持，这样可逐渐形成特有的动力定型和条件反射，习惯后则能按时排便，保持大便顺畅。无论工作多紧张，不可抑制便意和破坏正常的排便习惯。排便时精力要集中，克服大便时看报纸、看小说或听广播、玩手机等不良习惯，并且要保证排便有较充足的时间，以利于正常排便。